aloe kids

なぜ、アロエベラで育った子どもは奇蹟を起こすのか？

プロローグ

アロエベラが育む奇跡の子とは？

アロエキッズインタビュー

高沼道子

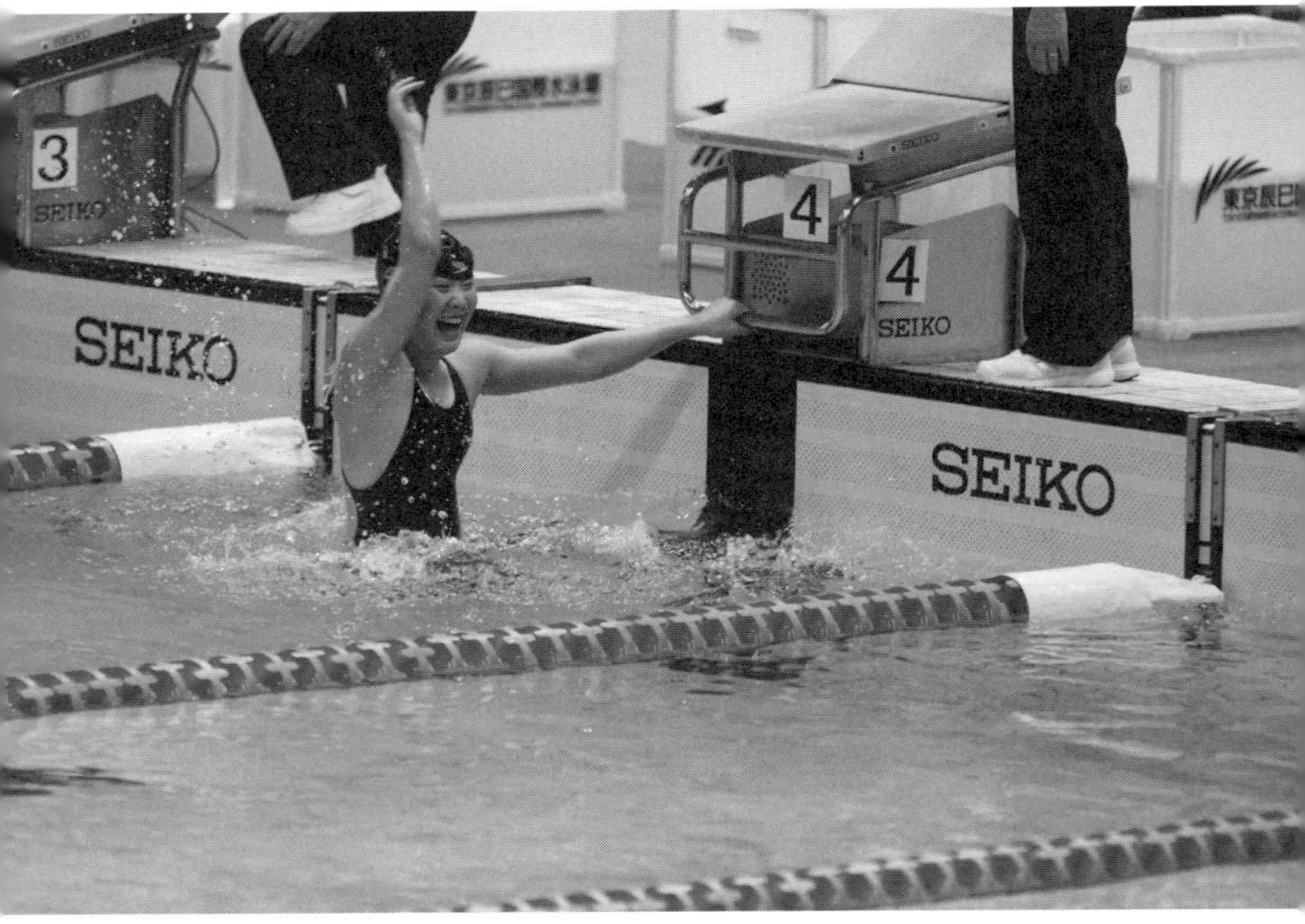

インチョン2014アジアパラ競技大会にて

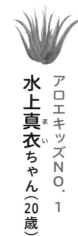

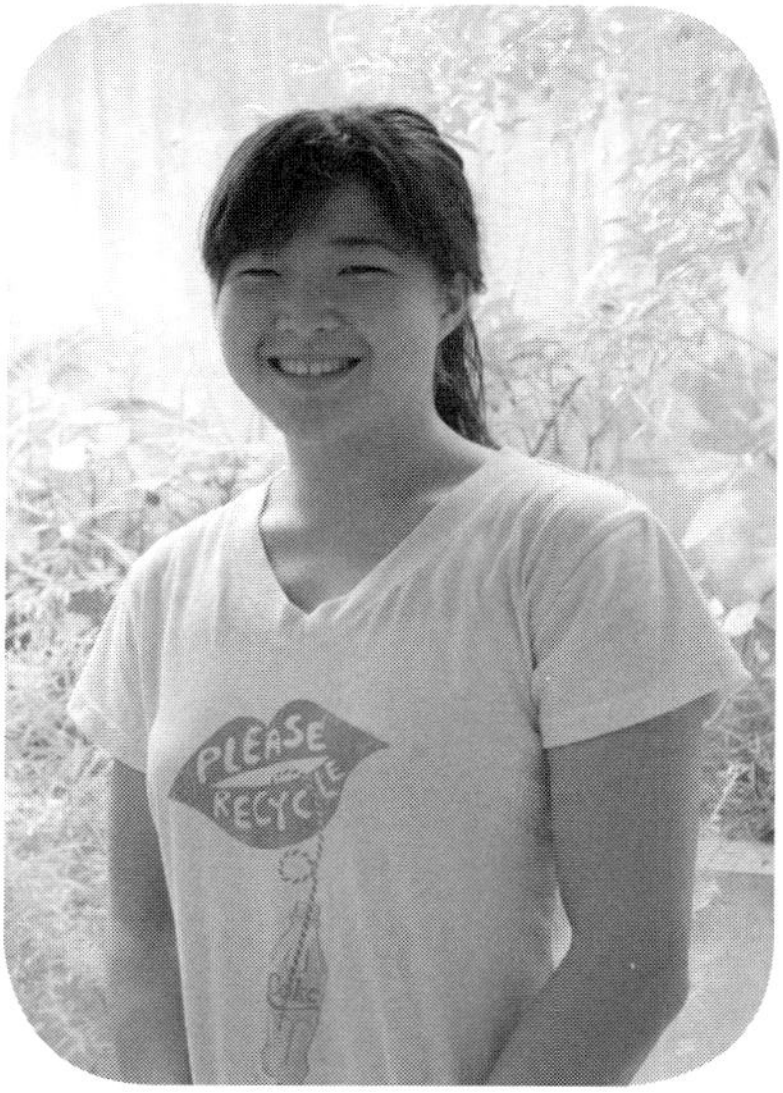

アロエキッズNO．1
水上真《ま》衣《い》ちゃん（20歳）

生まれたときに脳梗塞を起こし、右半身麻痺に。しかし逆境に打ち勝ち、2014年には水泳の日本代表選手として、インチョン2014アジアパラ競技大会に出場、100m平泳ぎで銀メダルを獲得！　現在はリオ・パラリンピックに向けて猛特訓中。

―小さな頃のことは、覚えていますか？

真衣ちゃん　覚えてます。でも、あんまりいい思い出ではないかな……。小学校1、2年生の頃は「学校になんて行きたくない」っておもってたこともあったから。

―どうして、そうおもっていたの？

真衣ちゃん　私、生まれたときに脳梗塞があって、それで右半身に麻痺があるんです。

小学校6年生までは、いつも右足にプラスチックの装具をつけていて、50m走に11秒もかかっていたんです。図工も家庭科もぜんぜんできなかったし、音楽の授業では、みんなとは違う左手だけのリコーダーを吹いていました。それでも、自分では不便だとおもっていなかったんです。

ただ、学校の習字の時間に、左利きの子でも「右手で書くものだから」と指導されていたのに、私だけ左手でやらせてもらうことができたんです。でも、それって障害があるからなんだなっておもって。

あの頃は、「真衣ちゃんは仕方ないよ」という周囲の悪気のない言葉に、すごく落ち込んでいました。まだ、メンタルもそこまで強くなかったから。

――アロエベラジュースを飲みはじめたときのことは覚えていますか？

真衣ちゃん　ママに言われて飲みはじめました。でも、そのときには特に効果を感じなかったし、味もおいしくなかったから「何これ？」っておもっていました。今おもうと、アロエベラジュースは体が悪いときにはまずく感じるからだとおもいます。

――アロエベラの効果を感じはじめたのは、いつ頃？

真衣ちゃん　水泳を本格的にはじめてからです。勉強では、高校3年生のときに志望していた大学の推薦に落ちちゃいました。その後、一般入試でE判定だったから無理かもしれないっておもっていた大学に、アロエベラジュースをたくさん飲んで3ヵ月くらい猛勉強をして挑んだことがありました。確かに合格することができたけど、それがアロエベラジュースのおかげだったのかはわかりません。はっきりとアロエベラのおかげだと自覚しているのは、やっぱり水泳かな。

――水泳では、どういう点でアロエベラが役立ったと感じているの？

真衣ちゃん　記録がすごく伸びたんです。前は良いときと悪いときの波が激しくて。気分もいつも安定していなかったんです。すぐに「キーッ」って自分でもわけがわからなくなっていました。でも、ちゃんと毎日飲むようになってからは、気持ちのコントロールがうまくいっています。

――今でも、毎日アロエベラジュースを飲んでいるの？

真衣ちゃん　はい、いつも朝食の前に飲んでいます。それから、水泳の練習のときにも水代わりに飲んでいます。

でも一度、合宿に持っていかなかったことがあったんです。外食が続いていたんですが、そのときには、なんていうか「生き生きとした毎日を過ごせていないな」っていうのを感じました。気のせいかもしれませんが（笑）。

そのときにはじめて「アロエベラを摂っていたから、これまでは自分のペースででてきていたのかな？」と、気づきました。

――アロエベラジュースは、友達にも勧めていますか？

真衣ちゃん　「何飲んでいるの？」って訊かれたら答えるけど、水泳をやっている子にはあえて自分からは勧めません。だって、水泳にすごくいいものだっていうことは私が一番わかっているから。

でも、今は東京パラリンピックを見据えていて、それが終わったら競技としての水泳に目処をつけようとおもっているんです。だから、その後だったら教えてもいいかも（笑）。

――どうして、水泳で日本のトップを目指せるまでに成長できたとおもいますか？

真衣ちゃん　やっぱり応援してくれる人がいるからです。両親にきっかけをもらって、はじめはリハビリとしてはじめた水泳だったけど、マスターズやそれ以前のコーチとか、他にも仕事があるのに筋トレをサポートしてくれるスタッフさんとか、チームのみんなの存在がすごく大きい。

どんなスポーツでもそうだとおもいますが、水泳は個人競技なので、一層そう感じるんです。だから、きつい練習のときでも「ここでやめたら応援して支えてくれている人に恩返しができない。がんばろう！」っておもっています。

――夢は？

真衣ちゃん　今は、2016年にリオデジャネイロで行われるパラリンピックに、水泳の日本代表として出場することです。それには、出場標準記録（MQS）を切らないとだめで、4人制のクロールでは切れているけど、個人ではまだ条件を満たしていないんです。

でも、まずは出場権を獲得してリオデジャネイロでパラリンピックの舞台を経験し、2020年の東京パラリンピックではメダルをとりたいとおもいます！

――がんばってください！　ありがとうございました。

真衣ちゃん　ありがとうございました！

アロエキッズNO．2
佐藤幸太郎くん（仮名・23歳）

駒場東邦中学の合格証

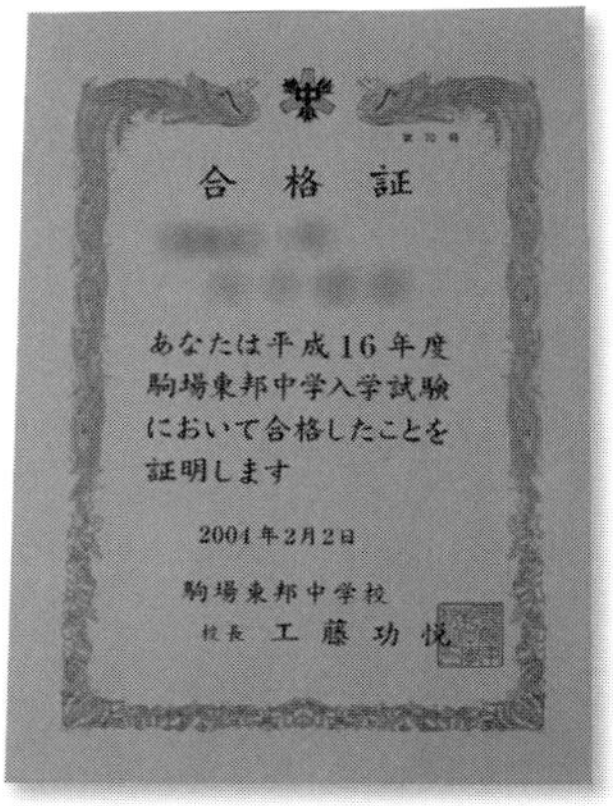

合格証

あなたは平成16年度
駒場東邦中学入学試験
において合格したことを
証明します

2004年2月2日

駒場東邦中学校
校長　工藤功悦

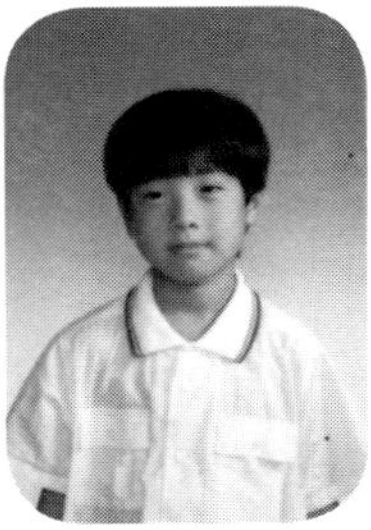

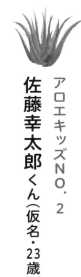

幼稚園の卒園アルバム用に撮影された写真。アルバムの担当委員に「何度言ってもカメラの方を見てくれない」と言われた、当時の幸太郎君の様子が伝わってくる一枚。

小学生1年生の時点で3～4歳の知能と指摘されて、「脳の発達障害（ADHA）」と診断される。「中学でも一般の学級は難しい」と言われていたところから、母と二人三脚で中学受験に挑み、障害を乗り越え、難関校の駒場東邦中学校に合格する。現在は、京都大学の大学院に在籍中。

――今は京都大学の大学院に在籍されているのですね。何を専攻されているのですか？

幸太郎くん　哲学を専攻していて、現代の英米の哲学を専門としています。

――今後の進路は決まっているのですか？

幸太郎くん　できれば、大学の研究室に残って研究を続けたいとおもっています。まだ、修士論文が終わるまではっきりとしたことはわかりませんが。

――昔のことは、何か覚えていますか？

幸太郎くん　中学に入学する前のことは、不思議なくらい覚えていないんです。「発達障害だった」というのは母から聞いていますが、自分ではわからない。発達障害だったから覚えていないのかもしれませんが……。

ただ、一つだけ記憶にあるのは、今にしておもえば子どものそうした疾患を扱っている病院で、長時間にわたりテストを受けたことがあったんです。何のテストだったのか、どうしてこんなテストを受けているのか、当時は、そうしたことに疑問を感じることもありませんでした。

――アロエベラジュースを飲みはじめたのはいつ頃？

幸太郎くん　小学校3年生くらいだったと聞いています。飲みにくくてジュースで割って飲んでいました。

もともと、ぼくは喘息とアトピーがあったので、それでアロエベラジュースとか、ミツバチ花粉とか、プロポリスを摂りはじめたと聞いています。喘息やアトピーはそれで治ったんですが、そのときには、発達障害にまで効果があるとは母も感じていなかったみたいですね。

――でも、発達障害という診断を受けていたにもかかわらず、中高一貫の難関校に合格されたのですよね。

幸太郎くん　駒場東邦中学に受かりました。猛勉強したのを覚えています。あのときは塾にも通っていたし、家でも母がつきっきりで学校や塾のプリントとかにつきあってくれて。アロエベラジュースやミツバチ花粉もそれまでとは比べものにならないくらい大量に摂るようになりました。

でも、そのおかげで合格できたのかどうかというのはわかりません。

――大学受験のときも、猛勉強されたのですか？

幸太郎くん　大学の受験勉強はあまりしていません。早稲田と筑波大に合格しましたが、どちらも受験時には過去問を一度もやらずに受験したのです。

その頃には、中学受験のときと同様、毎日アロエベラジュースを1ℓ飲んで、ミツバチ花粉なども相当量摂っていました。

――親元を離れた今でも、アロエベラジュースなどは飲んでいますか？

幸太郎くん　そうですね、飲んでいます。飲んだときの方がひらめきみたいなものがあるので、いつからか、自分でも飲んだ方がいいとおもうようになりました。

あと、飲む量を増やした高校2年生くらいから、味覚がすごく変わってきて、クレソンがやたらとおいしく感じたんですよね（笑）。今でも、肉とかジャンクフードよりも、野菜や魚の方が好きです。ジュースもお菓子もほとんど食べません。

――将来、自分の子どもができたとしたら、アロエベラジュースを飲ませたいとおもいますか？

幸太郎くん　やっぱり飲ませたいですね。飲ませて損はないとおもうから。

――ありがとうございました

幸太郎くん　こちらこそありがとうございます。

アロエキッズの定義とは

これは、ある2人のアロエキッズのインタビューです。

1人目の水上真衣ちゃんは、パラリンピックでの水泳日本代表選手を目指して奮闘中です。すでにアジアパラ大会でも銀メダルを獲得していて、将来有望な選手です。年頃の女の子ですから遊びたい気持ちもあるのでしょうが、自分の夢に向かってひたむきに前進しています。そしていつも、たくさんのお友達に囲まれているそうです。

真衣ちゃん本人も言っているように、昔は水泳以前に、自分の感情をコントロールすることがうまくできなくて周囲とぶつかってばかりいたそうです。しかし、アロエベラジュースを飲みはじめてからは情緒が落ち着き、集中力もついて、それと同時に水泳の記録も伸びはじめました。しかも、お話からは、周囲に感謝できる謙虚な気持ちと前向きさが伝わってきますよね。すばらしい女の子です。

2人目の佐藤幸太郎くん（仮名）は、生まれたときから同じ月齢の子ができることができずにいました。そして小学校の高学年で、医師に「発達障害」と診断されます。しかし、アトピーや喘息があったことからアロエベラジュースやミツバチ花粉などを摂りはじめ、お母さんが言うにはまずは病気が改善し、しばらくすると携帯に送られてくるメールの文章が目に見えて変わったそうです。幸太郎くん本人にそうした自覚がないのは、まだそういう意識が目覚めていなかったからかもしれませんね。

ですが、そこからの成長は目覚ましかった。教育熱心で障害に甘んじることのなかったお母さんと二人三脚で受験勉強をし、中高一貫の難関校、駒場東邦中学の受験に合格します。それからもめきめきと頭角を現し、発達障害であった面影はまったくなく、むしろ人並み以上の頭の回転の速さ、記憶力などを身につけています。また、勉強ばかりではなくユーモアにも溢れ、高いコミュニケーション能力のある青年だとおもいます。幸太郎くんも自分の進路をしっかりと見据えていて、男の子なので直接的ではないにしろ、お母さんへの感謝の気持ちが伝わってくるお話でした。

みなさんは、この2人のアロエキッズのインタビューを見てどのようにおもわれますか？　もちろんこの短い文面だけでは伝わらない部分もあるとおもいますが、すごくまっすぐなお子さんだとおもいませんか？

アロエキッズには、こうしたお子さんが非常に多いのです。

私が「アロエキッズ」と呼んでいるお子さんには、2通りのパターンがあります。

1つは、アロエベラジュースの常飲者である母親から生まれたお子さん。アロエベビーが成長したパターンです。そして、もう1つのパターンが、生まれてからアロエベラジュースを飲みはじめ、3年以上が経過しているお子さんです。

なぜ3年以上かというと、それくらい飲み続けていると、生まれながらのアロエキッズとの差がほとんどなくなるからです。

アロエキッズの特長は、目力があり、知性的で、人を癒す優しさと風邪一つ引かない健康な体を持っていること。人によっては、優れた身体能力があったり、絶対音感を有しています。また、人に流されず自分の意志をしっかりと持っているのも特長です。いじめの輪には加わらず、いじめに遭うこともないという処世術が、生まれながらにして備わっているのです。

細胞分裂が盛んな子どもというのは、本当に可能性に満ちています。

私は、「アロエベビーやアロエキッズには他のお子さんとは違う何かがある」と、いつも感じています。

現代は、文明は進化していますが、現代人が昔の人々より進化していると本当に言えるのでしょうか？　進化しているとしたら、なぜこんなにも解決できない問題が次々と発生しているのでしょう。人類の知能のピークはすでに過ぎており、ＩＱが低下傾向にあるという発表さえあります。

私は、アロエキッズたちが未来を救ってくれるような気がしてなりません。これからの日本には、必要不可欠な存在だとおもうのです。

本書は、『ＡｌｏｅのＡはＡｎｇｅｌのＡ』の続編として作成いたしました。

今回は、内科医の菊地真祈《まき》先生、お茶の水クリニック院長で国際自然医学会会長の森下敬一先生にご協力いただき、対談を通じて医師というお立場から、「なぜアロエベラがこんなにも女性たちの心や体にプラスに働きかけるのか？」。そして「なぜアロエベビーやキッズに奇跡のような変化が見られるのか？」について、解析していただきました。

この本が、悩める女性やお子さんたちのお役に、少しでも立つことができるよう願ってやみません。どうぞ、最後までおつきあいください。

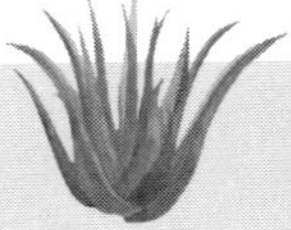

もくじ

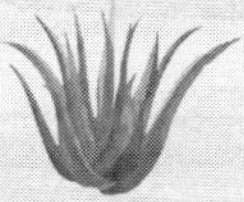

第1章

アロエベラがもたらす「真の健康」とは

高沼道子

不健康な過去の自分との決別

みなさんは、「健康」について考えられたことがありますか? 健康な状態とは、どのような状態のことでしょう。もしかするとそれは、健康を害してからでないと気付けないものかもしれませんね。

私は27歳の頃、身長が156cmで体重は32kgしかありませんでした。病的に痩せていたのです。周りの人たちからは「割り箸にトウモロコシの毛」というあだ名をつけられていて、気力も体力も生命力も、何も持ち合わせていませんでした。

なぜ、そのような状態だったのか。それは健康であることに感謝することもなく、好き放題に暮らしていたからです。当時の私は大の肉好き。焼肉は3~5kgをぺろりとたいらげ、牛乳を毎日1~2ℓも飲み、チョコレートはダンボールで買い込んで一日に何枚も食べていました。市販の加糖炭酸飲料もがぶ飲みです。

精神的に不安定で、いつも自分の人生を嘆き、鬱々としていました。そのうえ、自分の感情を外に吐き出せずにいましたから、それまで病気にならなかったことの方がむしろ不思議なくらいです。

最初に現れた不調は、アトピー性皮膚炎でした。それを皮切りに、バセドウ病、糖尿病に罹り、当時の血圧は上が70、下が40を切るほどの低血圧でした。もはや家で寝ていることしかできない状態だったのです。しかし、それでも私はこれまでの生活を改めようとはおもいませんでした。医療や薬に頼りきり、相変わらず他力本願の治療を続けていたのです。

そして、ついに乳がんを発症しました。すぐに切除術を受けることになり、私は右胸の一部を失うことになりました。術後の放射線治療は今よりもずっと副作用が強く、髪は抜け落ち、口内炎が口の粘膜を覆い、胸と背中の皮膚には炎症が起こって皮が剥がれ落ちていきました。

私には小学生の娘が一人いましたが、当時は、母親として彼女にしてあげられたことなんてほとんどありませんでした。それどころか、自分の苦しみを娘にぶつけてしまうことすらあったのです。それでも、娘は学校から帰ってくると、横になっている私の口元に小さなてのひらをかざして、自分の母親がちゃんと息をしているか、まだ生きているのかを日課のように確認していました。

しかし、とうとう娘にまでアトピー性皮膚炎が出てしまいます。自分の勝手気儘な生活による害が、娘にまで及んでしまった。娘はそれでなくても、生まれつき心臓が弱かったのです。私は、胸が押しつぶされそうになりました。

そんなある日、偶然、娘の絵日記が目に入りました。何気なく開いてみると、そこには「今日は、お母さんと海に行って遊びました。すごく楽しかった」「お母さんと山登りをしました」と、ありもしない私との日常が何ページにもわたって綴られていました。もちろん、ふさぎ込んでいた私がそんなアウトドアを楽しむことはできません。

それらはすべて、娘が決して私に言うことができなかった、密かな願望だったのです。目の前が真っ暗になりました。自分の不健康が娘の体だけでなく、心まで追い込んで苦しめてしまっていた。そのことに、やっと気がついたのです。

私は奮起し、「この病気にピリオドを打とう」と心に決めました。生まれて初めて他力本願ではなく、自分で病気に向き合い、改善のためならどんな苦しい治療でも乗り越えてみせると決心したのです。

ちょうどその頃でした。アメリカにいる友人が「民間療法を試してみない？　がんを完治させた人もたくさんいるのよ」と教えてくれました。私は彼女の紹介で、メキシコのティファナにある代替医療を実践する「ゲルソン病院」へ行き、その後は「コントレラス病院」に入院して、集中的治療を受けることにしました。ゲルソン病院やコントレラス病院というのは、治療に化学薬剤などを使わず、自然の食物が持つ栄養素をバランス良く摂取することで人間が持っている本来の自然治癒力を高め、がんや高血圧、肝炎、血栓症、腎臓病、痛風などの病気を治してきた実績のある病院です。すでに日本の病院で大量に処方された薬によってますます体調を悪化させていた私は、これまでとはまったく違うこの療法に望みを託すことにしたのです。娘を連れ、3ヵ月に1度のペースで数年にわたって通い詰めました。

そこでの療養生活は、これまでの私の乱れた生活とは大違い。食事一つとっても、新鮮な野菜ジュースとミューズリー（オーツ麦にナッツやドライフルーツなどを加えたもの）を中心とした質素なものでした。

私の体は、それだけでもずいぶん改善していきました。その後も、アメリカまでマーティン・L・ロスマン博士の「イメージ療法」を受けに通うなど、良いと言われる療法があればなんでも試しました。

しかし、私の体を何よりも「真の健康」に導いてくれたのは、「アロエベラ」という植物のジュースでした。

アロエベビーとの出会い

アロエベラは、当時、アメリカで自主的健康法として大ブームになっていたアロエの一種です。日本ではキダチアロエが主流ですが、アメリカではアロエといえば、アロエベラを指すことがほとんどなのです。アロエベラには硬い緑色の葉の内部にたっぷりと水分を含んだゲル状の葉肉が備わっていて、コントレラス病院では、その葉肉をジュースにしたものを治療に用いていました。

アロエベラジュースの飲用者たちは、私の目には、他の人とはまったく違う存在として映りました。特に、体質改善でコントレラス病院にたびたびやってきたキャサリンという女性は、健康であるだけでなく、自らが「幸福になるために生まれてきたことを確信している」ような、ポジティブなオーラに包まれていました。まだ病気の回復途上にあった私にとって、キャサリンはとても眩しい存在でした。

さらに、キャサリンから生まれてきた赤ちゃんはというと、これまでに見たこともない「知性」のようなものが感じられたのです。他の赤っぽい顔色をした新生児とは違い、白桃のようになめらかな肌をしていて、何か意志のようなものを感じさせるはっきりとした目力がありました。生まれたばかりにもかかわらず、ベッドの周りを行き来する医師や看護師に既に興味を示し、首を動かし、目で追っていました。

よく、大人でも話しているだけで居心地がよく、不思議とくつろいだ気分にさせてくれる人がいるかとおもいます。私はそのとき、それと同じものをキャサリンの赤ちゃんにも感じていたのです。

人生を一変させたアロエベラ

キャサリンの赤ちゃんだけが特別なわけではありません。アロエベラを日常的に摂っている人には、健康であるだけでなく、それ以上の「何か」を感じることができます。そしてアロエベラを摂っている母親から生まれた赤ちゃんの多くが、キャサリンの赤ちゃんと同じように、穏やかで育てやすく、目力があり、癒しのオーラに包まれているのです。

私が初めてアロエベラジュースを口にしたときには、パッと目の前が明るくなるのを感じました。思わず、そばにいる人に「今、電気つけた?」と訊ねたのを覚えています。手足の先まで血液がめぐり、温かくなっていきました。

自然食をベースにアロエベラジュースを飲みはじめたことで、私の体はそれまでとはまったく別のものに生まれ変わりました。60兆ある体のすべての細胞に、生命力のようなものがみなぎったのです。

ときには、これまでの薬害の影響から激しい好転反応なども経験しましたが、私は

1年半をかけて複数あった病気を完治させました。今では病気を克服しただけでなく、これまでに味わったことのないスタミナと体力をつけて、風邪一つ引かない丈夫な体を手に入れました。そして、心から幸せな毎日を送ることができています。この幸せは、苦しんでいたあの頃の私からは想像もつかないものです。

同じようにアロエベラジュースを飲んで育った娘も、アトピーとともに不整脈もなくなり、今では二児の母となって、現役の歯科医師として元気に働いています。

「私、産めるのかな?」――現代の女性は、ライフスタイルの変化から赤ちゃんを望まない女性が増えているだけでなく、健康な赤ちゃんを育む自信が得られないと言います。

私はいつしか、こんな不安を抱えて過ごしている女性たちにも、アロエベラジュースを飲んでいただきたいとおもうようになりました。

健康とは「病気ではない状態」とはまったく違うものです。月経が不順でも、小さな子宮筋腫ができていたとしても、日常生活を送る分にはそこまでの支障はないのかもしれません。しかし、いざお子さんを望むときになって、はじめて「健康ではない」ことがあらゆる影響を与えることに気付くのです。不妊、流産などが増えている背景には、そうした些細な体の変化に気が付かなかったこと、放置してきたことが関係しているのではないかとおもいます。

しかし、だからといって諦める必要はありません。私は、アロエベラを摂ったことで人生を好転させた女性たちを大勢知っています。

不妊治療をしてもまったくお子さんができなかったのに、アロエベラを摂りはじめてから3人のお子さんに恵まれたお母さん。アロエベラを摂るようになって子宮筋腫が消えた人。3人目まではまったく母乳が出なかったのに、アロエベラを摂って出産した4人目のときには、あふれるほどの母乳が出た人。ちっとも落ち着きがなく手を焼いてばかりだったお子さんが、アロエベラを摂ったことで落ち着きを取り戻したこと。

アロエベラは、本当に不思議な植物です。きっと人生を好転させてくれるはずだとおもいます。そしてその奇跡を、ぜひあなたにも体験していただきたいとおもっています。

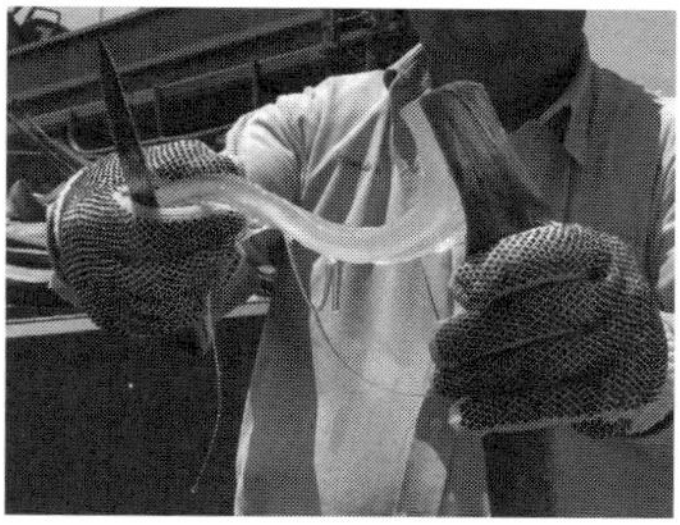
アロエベラのゲル状の葉肉部分

アロエベラという植物について

植物としてのアロエは、ユリ科のアロエ族の常緑多肉植物です。世界中には500種類を越すアロエがありますが、アロエベラは日本で馴染みの深いキダチアロエとは違って、まっすぐ上に向かって成長し、大きなものになると1枚の葉が1・5kgに及ぶこともあります。

そんなアロエベラの葉肉からつくられるジュースは、食物繊維が豊富で、お母さんや赤ちゃんの栄養代謝を促進してくれる微量栄養素や食物酵素をたっぷりと含んでいます。また、体の中に溜まった毒素を排出するのにも役立ちます。

よく、「妊婦さんが食べてはいけないもの」という注意書きの中に、「アロエ」と書かれていることがありますが、それは、アロエの外皮に含まれるアロインという物質を指してのことです。緩下作用とともに子宮を収縮する働きがあるためよく間違えられますが、きれいに皮を剥いでつくられたジュースは、妊婦さんの害になるどころか、すばらしい栄養と快適な妊婦生活を送るには欠かせないものです。有用成分だけでも200種類以上含まれており、その効果をすべて挙げようとするとキリがありません。そのほんの一例ではありますが、活性酸素を除去したり、免疫力を調整してがん細胞を攻撃したり、エイズやアレルギーなどにも働きかけることがわかっています。

アロエベラの成分表

ビタミン類		ビタミンA、B_1、B_2、B_3、B_6、B_{12}、C、E、M（葉酸）など
ミネラル類		カルシウム、カリウム、クロム、鉄、マグネシウム、ナトリウム、亜鉛、マンガン、リン、ゲルマニウムなど
アミノ酸類	必須アミノ酸（身体の中で作ることができないアミノ酸）	トリプトファン、ロイシン、イソロイシン、リジン、フェニルアラニン、メチオニン、スレオニン、バリン、ヒスチジン
	非必須アミノ酸（身体の中で作ることができるアミノ酸）	グルタミン酸、アスパラギン酸、アルギニン、シスチン、チロシン、グリシン、アラニン、セリン、プロリンなど
酵素類		アリナーゼ、アミラーゼ、カタラーゼ、オキシターゼ、セルラーゼ、リパーゼ、オキシダーゼ、スーパーオキシドディスムターゼなど

『症状別こんなときに使う　家族の健康を守るアロエベラ』八木晟著（現代書林）

中でも注目されているのが、ビタミンB_{12}です。ビタミンB_{12}は血液を構成するヘモグロビンと関係があり、不足すると貧血や悪性貧血につながってしまいます。これまで動物性食品を摂ることでしか体内で合成されないビタミンとされてきましたが、アロエベラにはなんと、このビタミンB_{12}が含まれていること、さらに貧血に働きかける銅や葉酸まで含まれていることが判明しています。これであれば、わざわざ肉食をしなくても貧血の心配がありません。

しかし、私が最も注目しているのは、そうした個々の栄養素ではなく、微量栄養素による総合的な力です。

「生命の鎖」という秘められた力

ロジャー・ウィリアムズ博士は、「人間が生きていくためには、18種類のビタミン、20種類のミネラル、8種類のアミノ酸という46種類の栄養素が必要である」と、著書の中で述べています。

この必須栄養素は、体内で合成することも貯蔵することもできず、毎日の食事から摂らなければならないものばかりです。

そして重要なことは、この46種類の栄養素はすべてがつながっており、関連して作用するため、一つでも欠けると働かなくなってしまうということです。つまり、日頃の食事から45種類の栄養素を摂っていたとしても、残りの1種類が不足しているために、いずれ病気が表出してしまうことがある、ということなのです。

次頁の図を見ると、「鉄」「カルシウム」「ビタミンE」に多くの線が集中していることがわかります。しかしこの3つの栄養素は

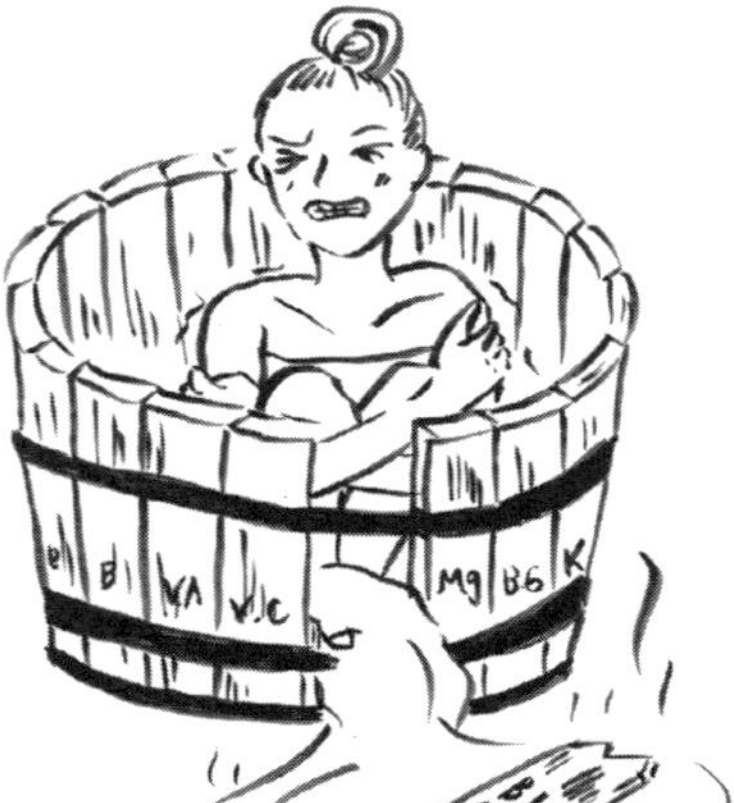

46種類の必須栄養素・関係図

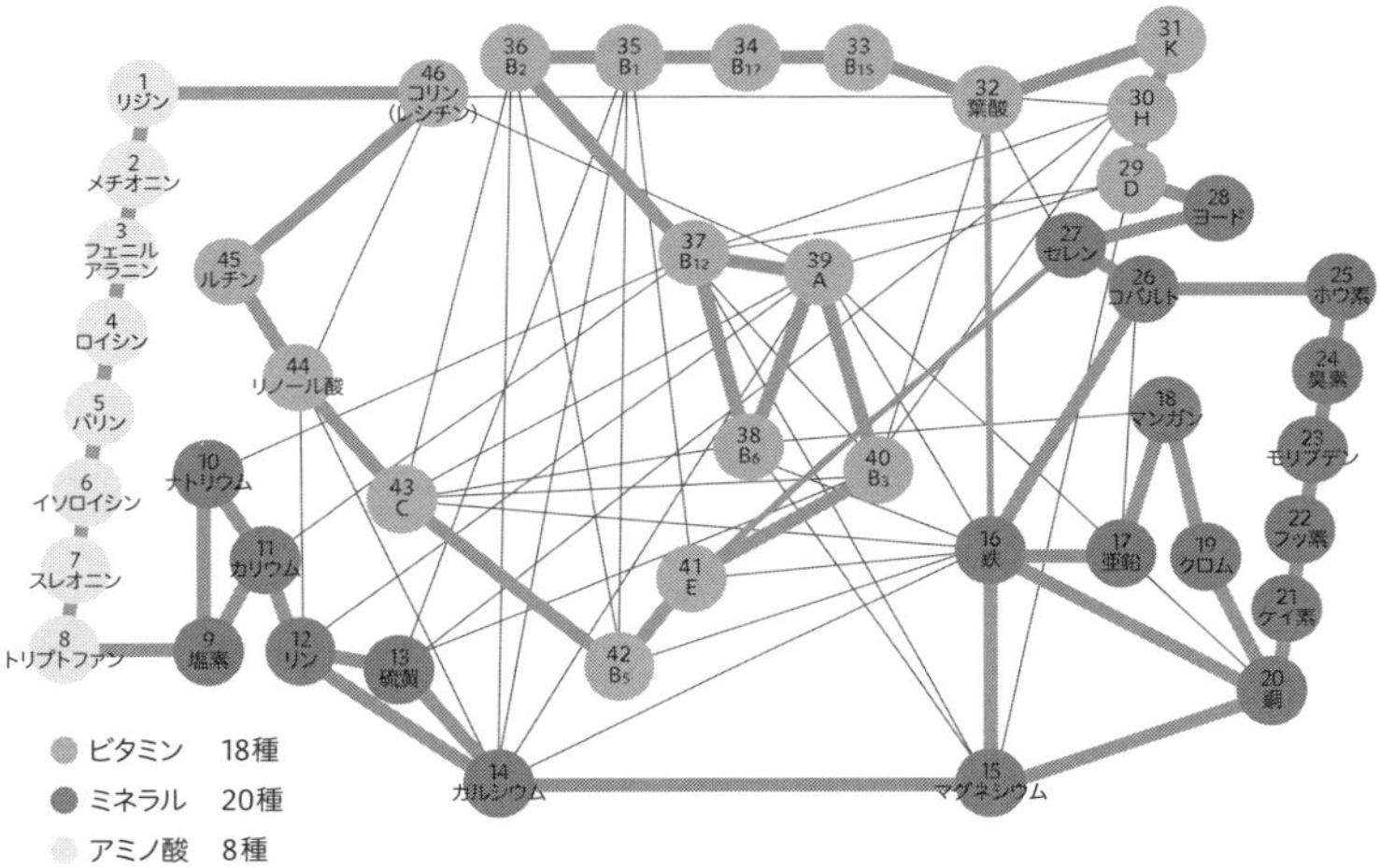

日常の食生活から十分に摂ることが難しく、また、単体では働くことができません。つまり、46種類すべての栄養素が含まれている食品を摂る必要があるのです。（何か一つの不足しがちな栄養素だけを大量に摂ることは、むしろ全体のバランスを崩す原因となることもあるので注意が必要です）

そこで私がお勧めしているのが、「アロエベラジュース」「ミツバチ花粉」「プロポリス」の3つで栄養を補うことです。

アロエベラジュースだけでは46種類すべての栄養素を摂取することはできませんが、ミツバチ花粉やプロポリスを一緒に摂るこ

アロエベラ・ミツバチ花粉・プロポリスの成分図

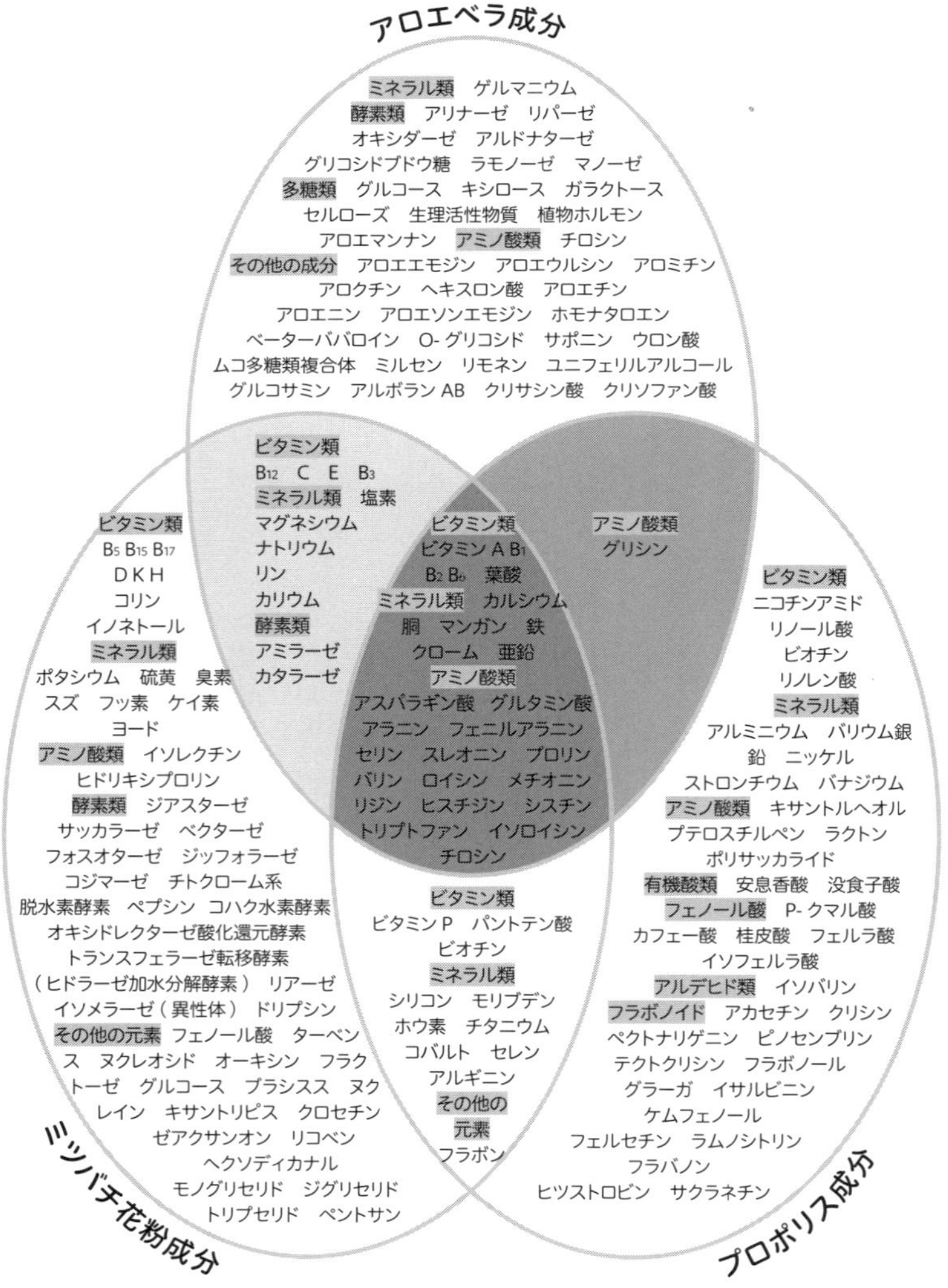
アロエベラ成分
ミネラル類　ゲルマニウム
酵素類　アリナーゼ　リパーゼ
オキシダーゼ　アルドナターゼ
グリコシドブドウ糖　ラモノーゼ　マノーゼ
多糖類　グルコース　キシロース　ガラクトース
セルローズ　生理活性物質　植物ホルモン
アロエマンナン　アミノ酸類　チロシン
その他の成分　アロエエモジン　アロエウルシン　アロミチン
アロクチン　ヘキスロン酸　アロエチン
アロエニン　アロエソンエモジン　ホモナタロエン
ベーターババロイン　O-グリコシド　サポニン　ウロン酸
ムコ多糖類複合体　ミルセン　リモネン　ユニフェリルアルコール
グルコサミン　アルボラン AB　クリサシン酸　クリソファン酸
ビタミン類
B_{12}　C　E　B_3
ミネラル類　塩素
マグネシウム
ナトリウム
リン
カリウム
酵素類
アミラーゼ
カタラーゼ
ビタミン類
ビタミンA B_1
B_2 B_6　葉酸
ミネラル類　カルシウム
銅　マンガン　鉄
クローム　亜鉛
アミノ酸類
アスパラギン酸　グルタミン酸
アラニン　フェニルアラニン
セリン　スレオニン　プロリン
バリン　ロイシン　メチオニン
リジン　ヒスチジン　シスチン
トリプトファン　イソロイシン
チロシン
アミノ酸類
グリシン
ビタミン類
B_5 B_{15} B_{17}
DKH
コリン
イノネトール
ミネラル類
ポタシウム　硫黄　臭素
スズ　フッ素　ケイ素
ヨード
アミノ酸類　イソレクチン
ヒドリキシプロリン
酵素類　ジアスターゼ
サッカラーゼ　ベクターゼ
フォスオターゼ　ジッフォラーゼ
コジマーゼ　チトクローム系
脱水素酵素　ペプシン　コハク水素酵素
オキシドレクターゼ酸化還元酵素
トランスフェラーゼ転移酵素
（ヒドラーゼ加水分解酵素）　リアーゼ
イソメラーゼ（異性体）　ドリプシン
その他の元素　フェノール酸　ターベン
ス　ヌクレオシド　オーキシン　フラク
トーゼ　グルコース　ブラシスス　ヌク
レイン　キサントリピス　クロセチン
ゼアクサンオン　リコベン
ヘクソディカナル
モノグリセリド　ジグリセリド
トリプセリド　ペントサン
ミツバチ花粉成分
ビタミン類
ビタミンP　パントテン酸
ビオチン
ミネラル類
シリコン　モリブデン
ホウ素　チタニウム
コバルト　セレン
アルギニン
その他の
元素
フラボン
ビタミン類
ニコチンアミド
リノール酸
ビオチン
リノレン酸
ミネラル類
アルミニウム　バリウム銀
鉛　ニッケル
ストロンチウム　バナジウム
アミノ酸類　キサントルヘオル
プテロスチルペン　ラクトン
ポリサッカライド
有機酸類　安息香酸　没食子酸
フェノール酸　P-クマル酸
カフェー酸　桂皮酸　フェルラ酸
イソフェルラ酸
アルデヒド類　イソバリン
フラボノイド　アカセチン　クリシン
ペクトナリゲニン　ピノセンブリン
テクトクリシン　フラボノール
グラーガ　イサルピニン
ケムフェノール
フェルセチン　ラムノシトリン
フラバノン
ヒツストロピン　サクラネチン
プロポリス成分

とで、46種類すべての栄養素が満たされるのです。実際に、私はアロエベラジュースで病気を克服しましたが、そこから記憶力がアップして人並み外れたスタミナをつけることができたのは、この3種類をすべて摂るようになってからです。

体はすべてつながっています。私は、こうした栄養素がすべて満たされると、体の隅々にまで血液が行き渡り、その結果、女性特有の冷えなどを解消し、脳にもなんらかの良い影響が与えられるのではないかとおもっています。でなければ、私が以前は読めなかった難しい書籍を難なく読めるようになったり、お子さんたちの成績が急に伸びたりしたことの説明がつかないのです。

●アロエベラジュース　アロエベラの葉肉部分を安定化処理してジュースにしたもの。さまざまな商品が出回っていますが、低温殺菌で保存料や余分な添加物が入っていないものを選びましょう。食物繊維が豊富で、お母さんや赤ちゃんの栄養代謝を促進してくれる微量栄養素や食物酵素をたっぷりと含んでおり、体の中に溜まった毒素を排出するのに役立ちます。

また、日本でもアロエベラが栽培されていますが、砂漠のような乾燥地帯で栽培されたものは、ゲルがP・31の写真でもわかるように固形状になっています。しかし日本のような湿度の高い環境で栽培されたものは、ゲルがベタベタで水っぽくなっています。できるだけ過酷な環境で栽培されたものを選ぶことをお勧めします。

離乳前の赤ちゃんには、お母さんが飲んだアロエベラジュースを母乳を通してあげるようにしましょう。また、離乳期のお子さんには、茶こしなどで繊維を濾してから液体のみを飲ませるようにしましょう。最初は小さじ1杯で様子を見ながら便の形状に異常があれば中止し、問題がなければ大さじ1杯からはじめましょう。1歳未満のお子さんの目安は100cc程度。3歳児なら200ccが目安です。大人の場合はお好みの量をお飲みください。

●ミツバチ花粉　働きバチが集めた花粉のことで、ビーポーレンとも呼ばれています。

欧米では健康促進や生活習慣病の予防に古くから用いられており、海外では80年代から健康補助食品として製品化が進められてきました。

主な成分はブドウ糖や果糖、炭水化物ですが、ミネラルや食物酵素も豊富です。1歳を過ぎた離乳期のお子さんには、粉末状にしたミツバチ花粉を小さじ半分位から与えて様子を見ましょう。一日の上限は小さじスプーン1杯程度です。授乳中のお母さんは、粒のまま一日に10〜15個を目安に摂るようにします。

●プロポリス

働きバチが樹木から集めた樹脂で、その樹脂に唾液の酵素を混ぜたものがプロポリスです。免疫系をサポートする植物フラボノイドの一種ですが、種類が多様で効果などはまだはっきりとはわかっていません。主に、免疫力を向上させる働きが期待されています。

離乳期（1歳以上）のお子さんには粒を砕いてミルクやアロエベラジュースに混ぜて少量から与えましょう。メーカーによってさまざまな種類があるので一概には言えませんが、錠剤のような形状であれば、離乳食前のお子さんなら1個、小学生以上のお子さんであれば2個与えると良いでしょう。お母さんは3個が目安です。

アロエベビーの動作と行動の月齢比較

動作	通常	アロエベビー
首を動かし左右を見る	4ヵ月	生まれてすぐ
おもちゃを目で追う	2〜3ヵ月	2週間
自分から微笑みかける	2〜3ヵ月	1ヵ月半
名前を呼ぶと振り浮く	4ヵ月半	1ヵ月
小物を2本の指でつまむ	1歳6ヵ月	7ヵ月
積木をつむ	1歳6ヵ月	10ヵ月
スプーンでものを移す	2歳	10ヵ月
お箸を使って食べ物を口に運ぶ	3歳	12ヵ月
ボールペンやハサミを大人と同じように持つ	5〜6歳	12ヵ月
ペンで○を描く	3〜4歳	1歳1ヵ月
オルゴールのネジを回す	3〜4歳	1歳
形の区別がつく	3歳	1歳
二語文を話す	2歳	1歳
歌をうたう	2〜3歳	1歳2ヵ月
色を覚えはじめる	3〜4歳	1歳3ヵ月
数を覚える	3〜4歳	1歳5ヵ月
三語文を話す	3〜4歳	1歳5ヵ月
ボタンをはめる	3〜4歳	1歳6ヵ月
ひらがなを覚えはじめる	5〜6歳	1歳7ヵ月
「これはなに？」と質問する	3歳	1歳8ヵ月
絵本を暗記して声に出す	5〜6歳	1歳9ヵ月

※ アロエベビーの月齢は、著者　高沼道子によるもの。通常の月齢は保健師による証言をもとに作成しました。
※ 表の月齢や年齢には個人差があります。おおよその目安としてご覧ください。

アロエベビーはなぜ特別なのか？

アロエベラジュースを飲み続けているお母さんから生まれた赤ちゃんのことを、アロエベビーと言います。私がコントレラス病院で出会ったキャサリンの赤ちゃんがまさにそうですよね。アロエベラジュースを飲んでいる赤ちゃんには、普通の子とは違う点が多数あります。アロエベビーの成長を表にまとめてみました。

この月齢比較は、私がこれまでに出会ったアロエベビーや、全国のアロエベビーのお母さんたちからの報告を参考にして、その平均的な月齢を示したものです。通常のお子さんの成長月齢は、保健師さんからいただいた資料によるものであり、医学的な実験データではないことをご了承ください。

それにしても、アロエベビーがいかに早い段階からさまざまなものに興味を示し、言葉の発達においても優れているのかがおわかりいただけるのではないでしょうか。

成長が早いことがすべてにおいて良いわけではありませんが、肝心なのは、その内容です。なぜ、このようなことが起こるのか？　これについては第2章、第3章の医師との対談で解析していただきましたのでご覧ください。

しかし、アロエベビーがすばらしいのはこれだけではありません。日本人の赤ちゃんであるにもかかわらず、生まれてきたときから肌が赤黒くなく、色白で、黄疸も脂漏性湿疹もほとんど出ないのです。

私は、これまで何人ものアロエベビーに出会ってきて、奇跡とも言えるその成長に驚かされてきました。そしていつしか、「私もアロエベビーの育児に関わってみたい」とおもうようになりました。

そして、その願いは叶いました。娘が38歳で長男を、42歳で次男を出産したのです。高齢出産となりましたが、アロエベラジュースのおかげでつわりもなく、お産も驚くほど楽でした。そして何より、実際に直面したアロエベビーの成長には目を見張るものがありました。

まず、病院の助産師さんが「どうしてこの子は、産まれてすぐに目が見えているの？」

とびっくりしていました。しかも、生後3ヵ月には「恥ずかしい」という感情があるのか、「おっぱい飲んでいるのねえ」と話しかけると、吸うのを止めて、顔を背けて動かなくなるのです。それだけ周囲の言葉を理解する能力に長けているのだとおもいます。さらに6ヵ月の頃には、信じられないことにディズニー映画を観て涙を流していたのです。

ですが、こんなことを言ってもにわかには信じられませんよね？　病院の助産師さんもそうでした。

私は少しムキになって、ＤＶＤを病院に持参し助産師さんのいる前で孫に見せてみました。するとやっぱり涙を流したのです。さすがに助産師さんも認めて、「信じられない」とおっしゃっていました。

運動神経の発達にも目覚しいものがありました。4歳になると、逆立ちしたまま壁伝いに50ｍも歩くようになりました。また耳も良く、ずいぶん遠くにいる救急車のサイレンが聴こえているなど、本当に不思議なことばかりでした。これは、実際に体験してみないとわからない不思議な感覚だとおもいます。

親が子どもの本当の能力を開花させるために できる3つのこと

たいていの親御さんは、お子さんを出産する瞬間には「五体満足に産まれてきてほしい」と、ただそれだけを願われるようにおもいます。しかし、その子が成長するにつれて、「運動神経のいい子に育ってほしい」「優しい子になってほしい」「頭の良い子になってほしい」など、さまざまな願望が出てきます。それが、親心というものではないでしょうか。

しかし、そうした「願望だけ」をお子さんに押しつけるのでは、いずれお子さんは苦しくなってしまうとおもうのです。なぜなら、人をやる気にさせるには、がんばりが利くための土台を整えてあげなければならないからです。

お子さんを大きく羽ばたかせたいと思うのなら、両親が知っておくべきことは一つです。毎日「勉強しなさい！」「みんなと仲良くしなさい！」と親の願望だけをぶつけるのではなく、まずは、しっかりと脳が働く健康な体に整えてあげることです。それが、何をするにも絶対的に必要な「体力」の礎でもあります。

「育脳」がブームとなっていますが、育脳とは単に成績を上げるためのものではなく、赤ちゃんの脳をその後の知的成長にふさわしいコンディションに整えてあげることです。そうすることで、お子さんは様々な知識を身につけ、自ら考え、行動し、つらい経験をしてもそれに耐えられるほどの力を蓄えられるようになります。

そのためにお母さんが具体的に行うべきことは、そんなに多くはありません。私は、以下の3つで十分だとおもっています。

① 有害な化学物質を遠ざけること
② 必要な栄養素をしっかりと与えること
③ プラス思考の癖を身につけさせること

まず、①の「科学物質からの防御」は、現代の親ならではの役割と言えるのかもしれません。

有害な化学物質を遠ざけること

昔は、野菜は無農薬が当たり前。食品に農薬、成長促進ホルモン剤や添加物などは使われておらず、汚染されていない水をわざわざ買う必要なんてありませんでした。しかし、現代はどうでしょう？　むしろそうした健全な食品を手に入れる方がよほど困難になっています。

特に、環境ホルモンといわれる化学物質（ダイオキシン、ＰＣＢ（ポリ塩化ビフェニル）、ビスフェノールA、ノニルフェノールなど）は、農薬やプラスチック関連製品、洗剤などに使われる界面活性剤に含まれていて、ごく少量でも体内に取り込まれると、ホルモンバランスを崩す原因となってしまいます。しかも、これらの摂取ルートの約90％が、食事なのだそうです。その理由は、環境ホルモンが普段から口にしている肉や魚などの生鮮食品に含まれていたり、加工食品などに使われる容器などを通して体内に取り込まれたりするためです。

たとえば、食品を保存するために使うラップもその一つです。ラップには「塩ビ系」と「ポリエチレン系」の2種類があり、「塩ビ系」は、電子レンジなどで加熱すると、食品などに環境ホルモンが溶け出す恐れがあります。また、市販のお弁当を買うと、その多くはプラスチック製の容器に入っており、そのまま電子レンジで温め直すことができます。しかし、手軽に温めることは「可能」であっても、それによって容器から有害物質が溶け出さないということが保証されているわけではありません。特に妊娠中のお母さんたちは注意したほうが良いでしょう。環境ホルモンはいったん体内に入ると、なかなか排出されない有害物質なのです。

また、便利な世の中となり、おいしそうな食べ物はいくらでも手の届く場所にあります。しかし、毎日そうした添加物を摂り続けていて、お子さんの健康が維持できるでしょうか？　脳が働きやすい環境を維持できるでしょうか？　最近は働くお母さんたちも増え、外食や市販のお弁当などで夕食を済ませてしまう人が増えています。塾へは通っているのに、頭脳の素地となる栄養源は市販の添加物たっぷりのお弁当というお子さんも少なくありません。しかし、企業が「売るための食事」と、「お子さんの健康を守る食事」はまったく別物なのです。

私は、できるだけお母さんたちには、自宅で調理した手料理をお子さんに食べさせてあげてほしいとおもっています。その際には化学肥料を使用しておらず、添加物や保存料などの入っていない食材を探し、できるだけ体に害のあるものを避けていただきたいのです。

理想は昭和30年代の食事メニュー

私が理想とする食事メニューは、昭和30年代の玄米菜食です。肉食や乳製品中心の食生活を改め、小豆やハトムギなどの雑穀を混ぜて炊いた玄米、昔ながらの製法でつくられた味噌を使った味噌汁を作り、具材にはたっぷりのごぼう、れんこんなどの根菜類を入れてください。発酵食品も、ヨーグルトなどではなく、天然のものであれば市販品でもかまいませんので、ぬか漬けやたくあんなどの植物系のものを取り入れてください。副菜には、たっぷりの葉野菜を使ってください。

以下に、私が実践してきた食生活のポイントをまとめてみました。完璧に実践するのは難しくても、できるところからはじめてみてください。きっと、あなたやお子さんの体や脳の働き方が変わってきます。

「理想のご飯」
～昭和30年代の食事メニュー～

「ご飯」・・・発芽玄米・発芽もち玄米・発芽もち黒米・発芽もち赤米・発芽もちきび・発芽もちあわ・発芽小豆・発芽青大豆・発芽黒ごま・ひえ・わかめなどを基本として、ちりめんじゃこやにんじん、さつまいもなどをお好みで加えましょう。

「味噌汁」・・・根菜、葉野菜、豆腐、わかめなどの具材を入れます。

※味噌の酵素を生きたまま摂るため、鍋でとかずに、一人分をお椀の中で溶いて食べるようにしましょう。

※味噌は、添加物などの入っていない昔ながらの天然醸造味噌（加温しないで熟成させる醸造法）を使いましょう。

「たくあん」・・・糠と塩で漬けるぬかたくあん。市販のものの場合には、添加物などの入っていない、昔ながらの漬け方で作られたものを選ぶようにします。

「ぬか漬け」・・・大根・にんじん・ごぼう・

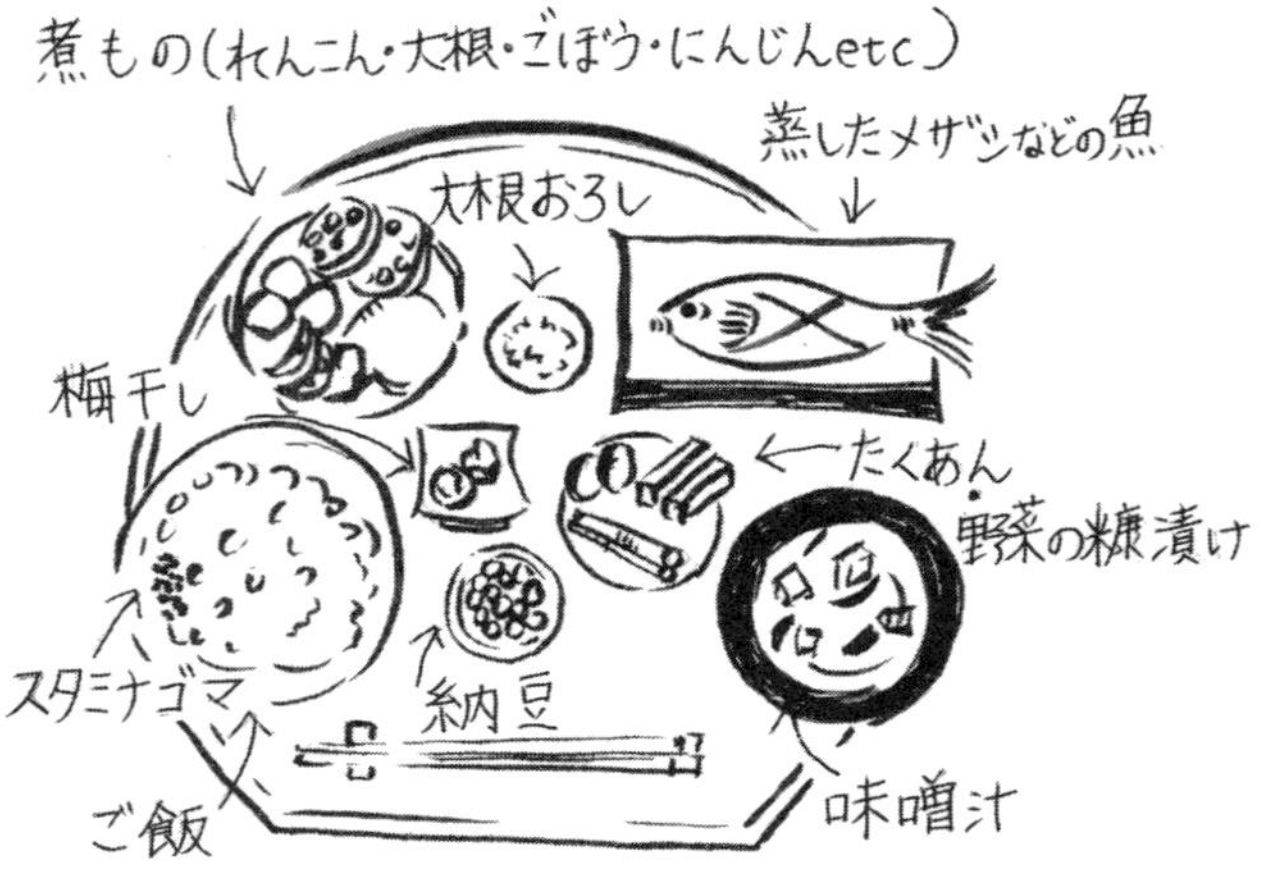

きゅうり・アスパラなどの季節の野菜をぬか床に入れて作ります。生きて腸まで届く植物性乳酸菌が豊富に含まれています。

「梅干し」・・・梅と塩、赤シソでつくられた昔ながらの無添加のものを選びましょう。

「煮物」・・・れんこん・大根・ごぼう・にんじんなどの根菜類と、こんにゃくなどを入れて作るしょうゆ味の煮物。お好みでキンピラなどにしてもおいしいです。

「煮魚」・・・めざし・イワシなどの骨まで食べられる小ぶりの魚を蒸し器で蒸し、ポン酢などをかけて食べます。

「大根おろし」・・・魚を食べるときには特にたっぷりの量を食べます。しらすなどと一緒に食べてもおいしくいただけます。

「納豆」・・・遺伝子組換え大豆などではない自然のものを選びます。

「スタミナごま」・・・一晩浸水した黒ごま（または白ごま）を蒸し煮にして、梅干し、または味噌とともにすり鉢ですったものです。これらを常食すると、体温が上がってスタミナがつき、妊娠しやすい体になります。特に、梅干しはクエン酸が豊富なので抗酸化作用に優れています。（つくり方は、P・53のレシピを参照）

【食事の注意点】

・肉・乳製品などは、腸を汚すので食べないようにします。
・調理では揚げたり焼いたりせず、茹でたり、煮たり、蒸し料理を中心にしましょう。
・野菜は皮まで丸ごと食べましょう。
・可能な限り、化学肥料や農薬が使われていない食材を選びましょう。
・調味料は伝統製法で長期熟成された添加物のないものを選びましょう。
・副菜にはブロッコリーやキャベツ、ごぼうなどを多く用いるようにしましょう。
・栄養素を壊す電子レンジは使用しないでください。

・アロエベラジュース、ミツバチ花粉、プロポリスなどを毎日摂ることで、最高の栄養バランスを維持することができます。

《スタミナごま（梅干し）》

■材料■

黒ごまor白ごま（皮むき炒りごまではなく、炒っていない皮付きごま）——100g

梅干し——お好みの量　水——1/4カップ程度

❶分量のごまと水を鍋に入れ一晩浸水する。

❷①を火にかける。ごまが水分を含んでふやけてくるので、時折、焦げない程度に水を注ぎ足すこと。3〜4時間ほど蒸し煮にしたら、すり鉢に移してすり棒で丁寧にすりつぶす。

❸梅干しは種を取り、種の中に入っている仁を取り出し、果肉と一緒に別のすり鉢ですする。

❹ ②と③を合わせれば完成。冷蔵庫で3週間ほど保存が可能。

※ レシピの梅干しを味噌に代えると味噌バージョンのスタミナごまができます。ただし、味噌はタンパク質が豊富なので、アトピーなどのアレルギーがある人、体に炎症がある人は梅干しのスタミナごまにしておきましょう。味噌の場合には、冷蔵庫で2週間ほど保存が可能です。

濃い味や市販品の味に慣れてしまっているお子さんの場合、こうしたメニューでは、最初はなかなか箸が進まないかもしれません。しかし、これらの食事を忍耐強くお母さんが続けていれば、必ずお子さんの情緒が安定してくるなどの変化が見られるはずです。

また、食材は「揚げる」「炒める」「焼く」といった高温調理によって、AGEという体を糖化させる発がん性物質が発生してしまいます。できるだけ、「茹でる」「蒸す」

を中心にしてください。「野菜の重ね煮」という調理法があります。鍋に切った野菜を層にして重ねて入れ、ほんの少しの塩を降って蒸し煮にすると、野菜の水分だけでおいしい蒸し野菜ができます。無農薬・無化学肥料のものであれば、野菜の皮をむく手間も省けます。

電子レンジはとても便利ですが、栄養素を破壊して胃がんなどの病気を誘発することもありますので、温める場合にはできるだけ蒸し器を利用しましょう。冷凍ご飯なども、ふっくらと炊きたてのようにおいしく温め直すことができます。

味付けは、お子さんの味覚を育むためにも薄味にしましょう。そして、食べ物は丸ごと食べるように心掛けてください。原材料の持つ本来の自然な状態が失われた栄養補助食品などは、どんなに貴重な栄養素が含まれていても、体で利用できる割合が低いものです。植物の成分はそのままの状態で摂取するのが一番です。

ここまでの説明を読んで、「そんな大変なことができるはずがない」とおもわれる方もいるかもしれません。ですが私は、アロエベラジュースの真の効果を発揮するには、日頃からその土台となる健康をつくっておくことが重要だと考えています。

もちろん、アロエベラジュースを飲むだけでも、体が疲れにくくなったり、体重が減少したり、肌がきれいになるなどの変化を感じることはできるでしょう。

しかし、アロエベラジュースの本当のパワーはそれだけではありません。あなたのお子さんが持っている本来の能力を最大限発揮させてこそ、価値があるのだと私はおもっています。それらの効果を相殺する要素を省くためにも、有害な化学物質を避け、必要な栄養素を日頃の食生活から補ってあげる必要があるのです。

脳に働きかけるアロエベラ

私は、アロエベラが脳になんらかのプラスの作用をもたらすのではないかとおもっています。

こんな体験をしました。娘が中学生になると反抗期を迎え、毎日のように私とぶつかるようになりました。しかしアロエベラジュースを飲みはじめて1年も経つと、イライラすることがほとんどなくなったのです。それは、私も同じでした。

その頃からです。娘の成績がぐんぐん伸びていきました。学校の先生から「ずいぶん成績が上がりましたが、塾にでも通いはじめたのですか？」と聞かれたくらいです。もちろん、娘は塾になど通ってはいません。

私は、こうしたうれしい変化が起こったのは、乱れた食生活を正し、アロエベラジュースを飲むようになったためだとおもっています。その結果、脳にもしっかりと栄養が行き渡るようになり、本来の性格を取り戻し、脳が活性化されたのではないか、と。

その後、私たち親子の激変ぶりを近くで見ていた友人も、アロエベラを試したいと言い出しました。「自分の姪も小学校6年生だけど、すごく荒れて困っているから」と言うのです。その方の姪は、小学6年生とはおもえないような大人っぽい格好をしていて、体格も良く、いつもイライラして家族に当たり散らしていたそうです。

でも、その子もやっぱり1年半ほどアロエベラジュースを飲んでいるうちに、性格が落ち着き、ぐんぐん成績が上がっていきました。味覚が変わったせいか体重が15

kgも減り、200人中190番くらいの成績だったのが、卒業時には学年でトップになり、答辞を頼まれるまでになったのです。そして結婚し、つわりもなく3人のお子さんに恵まれ、楽しみながら子育て中です。もちろんアロエベビーならではのとても優秀なお子さんに成長しています。

すでに当時の面影はまったくありません。肌は真っ白で日焼け止めを塗らなくても、新陳代謝が良いので全然焼けないのだそうです。

女性たちの体に奇跡を起こすアロエベラ

こうした食生活の変化によってしっかりとした体づくりができていれば、妊娠、出産に悩む女性たちの体も、本来の健康な状態に戻ろうとする力が働くのだとおもいます。

実際、私はこうした生活環境を見直したことで、乳がんの再発を防ぎ、医師にも「治らない」と言われていた、アトピー、糖尿病、バセドウ病、月経痛などをすっかり治すことができました。

よく、医師から「治りません」と言われても、尚、同じ医師の元へ通い続ける人がいますが、私はそのことには意味がないとおもっています。それはその医師の見解であり、多くの場合、何かしら別の治療が見つかることを体験として学んできたからです。ですから、もしなんらかのトラブルを抱えていたとしても、すぐに諦めてしまう必要はありません。まずは、あなたにぴったりの医師や治療法を探してみてください。

また、私の提唱する方法を実践していれば、多くのトラブルは解消されるはずです。なぜなら、これらを実践したあなたの体は、既に、以前のトラブルを招いてしまった環境とは変わっているからです。生活習慣で招いてしまった病気は、生活習慣を変えることでしか治すことができません。

もし、あなたがお子さんを授からないことに悩んでいるのであれば、高度な不妊治療に頼るのも一つです。しかし、それらの治療には金銭的、精神的負担がつきものです。今一度、自分の生活習慣を見直すことからはじめてみてはいかがでしょうか。

プラス思考の実践

ここまで、「有害な化学物質を遠ざけること」「必要な栄養素を上手に補うこと」について述べてきました。そして、私が最後に大切だとお伝えしているのが、「プラス思考の癖を身につけること」です。

日本成人病予防協会によると、健康の維持には、体の働きを調整する「自律神経」、ホルモン分泌を司る「内分泌」、外部から侵入する異物から体を守る「免疫」の3つの働きが欠かせないそうです。そしてそのバランスを狂わせる最たる要因が、「ストレス」だと言います。

しかし、すべてのストレスが悪いかというとそうではなく、夢や目標を実現するために自分を奮い立たせたりするのに役立つのも、実はストレスです。一方、不妊治療などをされている女性が、治療の継続を諦めた途端に妊娠するという話もよく聞きます。この場合には、悪いストレスが働いていたのだと考えられます。

現代の女性たちは、まさにストレス社会の渦中で生きていると言っても過言ではありません。

男性と同様に働き、結婚後は共働きでも家事の負担は減らず、育児では孤独を感じ、常に誰かと比べられて苦しんでいます。

先にも述べてきましたが、アロエベラジュースを飲みはじめると多くの場合、ストレスの軽減を感じます。イライラしなくなり、人に優しくなることができ、その分たくさんの幸福があなたにやってきます。

体が「プラス思考」に入っていない状態で「イライラしない」ことだけを目指すのは、なかなか難しいものです。

プラス思考の実践においても、アロエベラジュースはあなたやお子さんの強い味方になってくれるとおもいますよ。

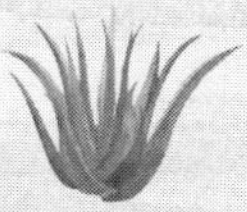

第2章

産む、育てる女性たちを救うアロエベラ

ゲスト　菊地真祈（内科医）
×高沼道子

日本人女性が抱える身体的トラブルの原因

高沼　菊地先生には、現代の女性達が抱えている妊娠、出産などにまつわるあらゆる問題について、医師のお立場からいろいろとご意見をいただきたくおもいます。その上で、なぜアロエベラがそうした悩みに働きかけるのかを検証していただければ幸いです。どうぞ、よろしくお願いします。

菊地　私でお役に立てることがあれば。それにしても、高沼先生は、お会いするたびに若返っていかれますね。

高沼　ありがとうございます。この年になってハードに働いても疲れ知らずの体でいられるのは、やはりアロエベラのおかげです。

菊地先生こそ内科のお医者さまですから、日々お忙しくされていることとおもいます。現在は、何科にお勤めなのですか？

菊地　1次、2次救急も担う「総合診療科」です。

高沼　総合診療科ですか。

菊地　総合診療科という名前に馴染みのない方もおられるかもしれませんよね。医療の専門化や細分化が進んだことで、良い部分がある反面、患者さんを外来でトータルに診る科が必要とされていました。また、救急で搬送される患者さんの中には、いくつかの臓器にまたがる重症疾患や、どの診療科にも属し得る症例もあって、それらに対応できる体制が求められていたのです。総合診療科では、そうした患者さんのニーズにお応えしています。

高沼　外来におられると、患者さんの傾向なども日々の診療の中でリアルタイムに感じることができるのでしょうね。

最近は、どのような病気の方が増えていますか？

菊地　私の所属している1次、2次救急科の外来に来られる患者さんでは、心筋梗塞や脳血管障害の方が増えている印象があります。救急科以外でみると、高血圧症、高脂血症、糖尿病が増えていますね。いずれの疾患も、さまざまなメカニズムで血管壁を傷つけるために全身性の疾患を合併しやすいのです。血管の病気というのは、全身のどの臓器にも悪影響を及ぼしますから。

実は、今、日本人の末梢血管が減少しているのではないかと言われています。毛細血管というのは0・01㎜ほどの細さであるにもかかわらず、体のあらゆる細胞に酸素や栄養素を運び、二酸化炭素や老廃物等の回収を行う役割をしています。しかし慢性的に血流が悪くなると、毛細血管まで充分に血液を送ることができずに、末梢血管が消えていってしまうのです。すると、全身の臓器に血液不足が起こる可能性があります。私たちの身体は全身の臓器が関連し合って生命を維持していますが、生殖機能そのものは生命の維持に直接かかわっているわけではありません。そのため、身体の機能が低下してくると、人の体はまず自分の生命を維持することを優先して最初に生殖機能を切ってしまうのです。月経が止まったり、不妊症になったりといったトラブルの原因にもなりかねません。

高沼　私も、過去に10年間も月経のない時期がありました。それも、生命を維持するために必要に迫られて起こっていたことだったのでしょうね。

菊地　そうですね。本当にお元気になられて良かったです。

私は、これまではお子さんや、病気ではない妊婦さんを診る機会があまりありませんでした。今後は、来年から改定される専門医制度を利用して、小児科と産婦人科の専門医資格も取得しようと考えているところです。

高沼　どうして、小児科と婦人科の専門医を選ばれたのですか？

菊地　総合診療科にいて診られない患者さんがいるのが嫌だったというのもありますが、やはり、日本の今後のことを考えた結果です。未来を築く子どもたちには、健やかに成長してもらいたいですから。

また、最近は日本人の温和な民族性が失われかけていて、テレビでは連日のように残酷な事件が報道されていますよね。民族性というのは食べ物で培われている部分が大きいので、当然、思考などにも食べ物の影響は反映されています。私は、これらの背景には、やはり脳の栄養不足があるのではないかと考えています。

脳の重量は、体の2％程度しかありません。しかし全身で使うエネルギーの約20％は脳で消費されています。脳の活動にはブドウ糖が必要になりますが、缶ジュースやお菓子などにたっぷりと含まれている白砂糖でそれを補おうとすると、糖を代謝するためにビタミンB_1が使われます。ビタミンB_1の不足は、イライラや集中力の低下を招く原因となります。俗に言う「キレる子ども」というのは、白砂糖の摂り過ぎが原因のことが多いのです。

また、偏った食生活によりカルシウムや亜鉛、銅などが欠乏すると、精神的なバランスが崩れてしまいます。病院では、心の病と捉えがちなうつ病に対して、各種ビタミン、微量栄養素による食事療法を行っていますが、このことからもわかるように、精神科の病気というのは、実は栄養不足が大きな原因なのです。

高沼　本当にその通りだとおもいます。痛ましい事件が次々と起こる背景として、食生活の影響は無視できません。

私はいつも、まずは昭和30年代の日本食を実践することが何においても重要だということをお伝えしています。その上でアロエベラを摂り、必要な栄養素を補うことは、脳に栄養を送るためにもとても重要なことです。

アロエベラには、前章でもご紹介したロジャー・ウィリアムズ博士の「生命の鎖」につながるさまざまな微量栄養素が含まれています。私は、微量栄養素が鎖のようにつながることで、健康を取り戻すことができるとおもっています。

●生命の鎖について●

菊地　私は、学生のときの授業で初めて「生命の鎖」について知りました。高沼先生は、どうしてこの「生命の鎖」にこそ、アロエベラの本当の価値があるのだと考えられるようになったのですか?

高沼　私は20代後半から30代の半ば過ぎまで、さまざまな不調を抱えて民間療法を実践するメキシコのティファナにあるゲルソン病院やコントレラス病院に入院していました。そこでは最初に、既往歴や日本の病院で受けた治療経過などが記載された6年間分のカルテを提出しました。そして現地の医師に、「あなたは薬ばかり大量に飲んでいて、まったく食事の指導を受けていない。摂るのが牛乳や水ばかりだから、薬疹で苦しむのは当然だ」と言われたのです。

私は日本でも栄養点滴を受けていましたが、その内容はビタミンB_2、B_6、B_{12}、ビタミンC、ビタミンE、ビタミンA、カルシウムの7種類だけでした。コントレラス病院で食事指導を担当する医師は、「それだけでは栄養素が足りていない。しっかりとした新陳代謝を促し、薬の副作用を最小限に留めるためには、46種類の栄養素が必要だ」と言いました。私は通訳で同行してもらっていた柴田先生と共に、「生命の鎖」の提唱者であるロジャー・ウィリアムズ博士がアメリカで行ったセミナーに参加しました。そして、さらに詳しく知るために博士の『健康になるための栄養学早わかり（中央公論社）』を読み、「細胞の生命を維持するには、少なくとも18種類のミネラル、20種類のビタミン、8種類のアミノ酸が一定量そろい、相互に支え合っている状態で細胞外液に溶け込んでいることが必要であり、必須栄養素は鎖でできた首飾りのようなもので、一ヵ所でも足りなければたちどころに切れてしまう」ということがわかったのです。

実際、アロエベラジュースを飲みはじめてから私の体調はみるみる好転していきました。しかし、今のように人並み以上の体力や活力が得られたのは、ミツバチ花粉やプロポリスなどを併せて摂り、生命の鎖に必要な栄養素がすべてそろったためだとおもっています。

菊地　そうでしたか。ご自身の病気を回復させるために必死だったのですね。

「生命の鎖」は、よく昔の風呂桶の樽でも喩えられますよね。P・34のイラストのように、たとえ99％の板がそろっていたとしても、たった一枚の板がないだけで水はすべて外に流れ出てしまいます。栄養素も同じで46種類の微量栄養素がすべてそろっていないと、健康な体を維持することはできないということです。

高沼　しかし医学的に考えると、微量栄養素にそこまでの価値があるとは考えられていないのですよね？

菊地　現代の医学でも解明されていないことはまだたくさんありますが、すでにわかっているだけでも、微量栄養素の働きには、栄養の代謝、脳神経の正常な活動、免疫系、内分泌系の維持などがあります。また、老化を防いだり、がんの発生を抑えたりする働きもあり、医学の世界でも日々研究が進められています。その名の通り微量ではありますが、人間の代謝や成長、生命維持には必要な栄養素なのです。

高沼　菊地先生ご自身は、生命の鎖の理論についてどうおもわれますか？

菊地　もちろん肯定的です。私自身、その理論に基づいてアロエベラジュースやプロテインなどを毎日摂っていますから。人間の体はすべての栄養素がそろってはじめて、正常に機能し健康な体を維持できるのです。

高沼　私もそうでしたが、人は健康なときには、自分が健康であることに気付きにくいものですよね。菊地先生は、「健康」とはどういった状態のことだとお考えですか？

菊地　そうですね、健康とは体のそれぞれの器官に不調が無いだけでなく、同時に脳内でドーパミンやセロトニンなどのホルモンがバランス良く分泌されて、精神が安定している状態のことだと考えています。それは、脳の伝達物質が正常に分泌されていなければ、私たちは幸せを感じることができないからです。心の健康というのも、摂取する栄養が司るところが大きいのです。

逆に言うと、がんや糖尿病が増えているのは、体が必要とする栄養素に一つでも足りていないものがあるからです。人の体は、皮膚や血液も髪の毛も、分泌される酵素に至るまで、すべてタンパク質でできています。そして、その素になっているのがアミノ酸です。アミノ酸は20種類あり、体内で合成できるものとできないものがあります。そしてできないものは必須アミノ酸と呼ばれ、外から補充しなければ体内で生成することはできません。しかし、アミノ酸だけでタンパク質が合成されているかというとそうではなくて、そこにはビタミンやミネラルといった微量栄養素が必要になってくるのです。

このことからも、健康な状態とは「生命の鎖がしっかりと機能している状態」であると言って良いでしょう。

高沼 ただ、注意しなければならないのは、栄養素はどれだけ摂れば良いのかということではなく、どれだけ体にしっかりと吸収されているかということですよね。吸収されずに体を素通りして行ってしまう栄養素も少なからずあります。

菊地 そうですね。栄養素の吸収力を高めるには、老廃物のないきれいな腸である必要があります。それには腸内細菌、いわゆる腸内フローラが重要になります。良い腸内フローラを維持するためには、人体に良い影響を与える乳酸菌などの善玉菌を多く摂る必要があります。

今、腸内環境は脳と密接につながっているということでさまざまな研究が行われています。緊張するとお腹が痛くなったり、旅行先で環境が変わると便秘になったりといった経験のある方もいらっしゃるでしょう。そのような例からもわかるように、腸はストレスなどの影響をダイレクトに受けています。さらに近年ではアレルギーやうつ病、妊娠、そして性格までもが腸内細菌の影響を受けているということがわかってきています。ただ、多くの病院ではそのための栄養指導までは行われていないのが現状です。

健康食品の重要性が見直されるようになってきた影響もあり、以前よりは栄養学が見直されてきました。ですが、栄養学的思考が医師に根付いているかというと、一概にそうは言えません。私は興味があるので勉強をしていますが、大学では栄養学の授業がたったの1コマしかありませんでしたから。

逆に、医師自身の食事が忙しさから後回しになっていて、みなさん以上に妊娠にまつわるトラブルを抱えている女性医師は少なくないように思います。

●なぜ、不妊・流産が増加しているのか●

高沼　医師に限らず一般の女性たちも、「月経・妊娠・出産・育児」などのトラブルを抱えてとても苦しんでいます。一部のデータには、不妊治療を受けている日本人女性は100万人を超えているとも言われています。また、流産率も世界一だとか。

菊地　そうなのですね。世界の国々と比較した統計学についてまでは知りませんでした。ただ、そうしたトラブルから受診される患者さんの数は、昔とは比べものにならないほど増えているという実感はあります。中でも今は、不妊が一番の問題ですよね。

高沼　不妊が増えていることについては、どのような原因が考えられますか?

菊地　やはり、食生活の乱れですね。欧米化した食生活やライフスタイルが、日本人には合っていないのだと思います。

それを裏付ける一つの例として挙げられるのが、血液型です。日本人は7~8割がA型ですが、欧米人などの肉食をしてきた民族には、もともとO型の人が多いのです。A型は本来農耕民族に多い血液型で、穀物や野菜を中心とした食生活を送ってきた歴史があります。それが無理やり、A型の日本人が牛乳やお肉などの動物性タンパク質をたくさん摂るようになってしまい、その影響が不調として表面化しているのです。

高沼　やはり、日頃の食生活が不妊にも影響しているのですね。

不妊ではありませんが、サラダを一日置きにしか食べない人というのは、毎日食べる人に比べて、乳がんのリスクが2倍になるそうです。また、ブロッコリーをよく食べる人に比べると、食べない人がなんらかのがんに罹るリスクは10倍に上がるそうです。これは、ブロッコリーやケール、小松菜、芽キャベツ、白菜、クレソン、ルッコラ、カリフラワー、大根などのアブラナ科の植物には、イソチオナートやグルコシノレート、インドールなどの強力な抗がん物質が含まれているからです。

しかし残念なことに、最近は野菜を意識して多く摂るようにしても、土壌自体が痩せてしまっているので、野菜の持つ栄養素そのものが少なくなってきています。北海道立農業試験場が調査したデータによると、１９５１年には１５０mgもあったホウレン草のビタミンC含有量が、２０１０年には35ｍｇまで激減しているそうです。同じように、ビタミンAは８０００mgだったのが３５０mgに。鉄分も13mgが２mgまで減っています。もし、50年前と同じだけの栄養素を摂ろうとするなら、今ではその10倍以上の量を摂る必要があります。

これには、旬以外の野菜が手軽に手に入るようになったことや化学肥料の問題、野菜の品種改良などが原因として考えられます。

菊地　昔は、にんじんなどはもっと野生的な土の匂いがしていました。今は野菜が均質化していますよね。

高沼　過剰に肥料を与えられた農作物は、茎や葉は見事に育ちますが、肝心の実が育たないそうです。これは、肥料によって安定して枝葉を広げられるようになり、食物が種を保存する必要性がないと判断するためです。しかし、そんなことは不自然ですよね。味だって、過酷な環境で育てられた野菜の方がよっぽどおいしいですよ。

菊地　そういう話をすると、今の人は、野菜に足りなくなったビタミンやミネラルを手っ取り早くサプリメントなどで補おうと考えますよね。

ですが、ビタミンをサプリメントで補う際にも注意が必要です。たとえばビタミンCはお肌に良いビタミンとして知られていますが、実は骨をつくったりコラーゲンをくっつけたりするのにも使われています。ただ、どんなビタミンCでも問題がないかというとそうではありません。市販のサプリメントには、よく「レモン100個分のビタミンCが入っている」などのキャッチフレーズがついています。しかし、そのサプリメントがもし1000円で販売されているとしたら、本当にレモンを使っていたとして原価はいくらになるのか？　ということです。天然由来のものでは、ほとんどその値段で販売することは不可能でしょう。

高沼　それは、ゲルソン病院にいた頃に私も言われました。「あなたのカルテに書いてあるビタミンCは石油からできているかもしれない。自然のものであればアセロラやレモンなどと記載されているはずで、それならば心配がないけれども、化学的に作られたものは口に入れるべきではない。原材料表示をきちんと確認しなさい」と。

菊地　口に入れるものには細心の注意を払うべきですよね。特に、妊婦さんや授乳中の方は気をつけた方が良いです。どんなものから作られているのかわからないサプリメントに頼り過ぎずに、信頼できる健康食品を選ぶ必要があります。

高沼　妊婦さんやこれから子供を産む女性たちが気をつけるべき食品は、サプリメントだけではありません。

しかしその前に、そもそもお母さんの栄養というのはどのようにして胎児に与えられているのか。まずは、そこのところを教えていただけませんか?

菊地　そうですね、どこから説明しましょうか……。まず、羊水・胎盤・臍帯《さいたい》(へその緒)は、受精卵から分化した胎児付属物と呼ばれています。胎児の発育場所であり外部の衝撃から胎児を守るのが「羊水」。母体からの栄養や酸素、胎児からの老廃物を受け渡すのが「胎盤」。胎盤と胎児をつなぎ、酸素や栄養を輸送する管が「臍帯」です。

胎盤からの栄養というのは、母体の血液から胎児に必要なものが流れていくだけでなく、それと同時に老廃物などの悪いものも流れて行ってしまいます。生物濃縮といって、食物連鎖の上位捕食者であるほど体内では化学物質の濃度が上がるものなので、胎児の脳の発育に影響を与えるとされる水銀なども濃縮されています。

たとえば、上位捕食者となる動物というと、皆さんの大好きなマグロなどの大型魚がそれにあたります。そうした魚を通して母体に取り込んだ重金属というのは、へその緒を通して胎児に流れて行ってしまいます。胎児はそれらを排泄することができないため、生後さまざまな障害が起こってしまうのです。

そうならないためには、まずは有害物質を摂るのを避けることです。そして、妊娠前からしっかりと有害物質をデトックスしておくことですね。

高沼　そうですね。恐ろしいことですが、出産は母体の最大のデトックスだと言われています。

私の知っている人はお子さんを6人出産されましたが、出産するたびに肌も髪もきれいになり、6人目の出産後には本当に若々しくなっておられました。しかし先生のおっしゃるとおり、妊娠前から体づくりをしておくに越したことはありませんよね。

菊地　何事も遅すぎるということはないと思いますが、体のすべての細胞が入れ替わるまでには、だいたい7年くらいかかると言われています。挙児《きょじ》を望まれている方は、食事内容や生活習慣に気を配られた方が、トラブルの可能性を減らすことができますよね。

都市伝説のような話になってしまいますが、最近では羊水からリンスの匂いがするとも言われていますし。

高沼　そのお話は都市伝説ではなく、私も助産師さんの口から直接お聞きしました。その方によると、最近の妊婦さんの羊水はドブ臭かったり、シャンプーの匂いがしたりするのだそうです。羊水がそのような状態だと、中で10ヵ月もの間過ごすことになる胎児への影響が気になりますね。

菊地　正常な羊水は透明、または白っぽい色をしています。出産時に羊水が黄色や緑色であったりすることがありますが、それは、胎児の便が混ざっているからです。胎児が羊水中に排便をすることは正常では起こりませんが、母体の栄養不足や物理的な原因から酸素が不足して胎児が苦しくなると、羊水の中に排便をしてしまうことがあるのです。すると、羊水はさらに汚れていくわけです。その結果、重症な場合では胎児が低酸素から仮死状態になることもあります。母体の栄養不足はこんなにも出産に大きく影響するのです。

身のまわりにもある不妊の原因

高沼　せっかく授かった赤ちゃんを健康に育むためにも、しっかりとした栄養素の補給は欠かせませんね。

しかし、食べ物だけが不妊の原因かというとそんなことはありません。便利な世の中になったことで、それが健康なお子さんを産むための弊害となっていることも少なくないからです。

菊地 そうですね。携帯電話やパソコンなどのブルーライトも問題になっています。そういった端末の画面を長時間見続けても、単に「目が疲れる」というくらいの影響しか考えていない人も多いかと思いますが、ブルーライトを長時間浴びると、メラトニンという眠気を誘う物質が抑制されてしまいます。それだけでなく、今は夜も外が明るく24時間営業のお店も多いですし、そうしたさまざまな影響が自律神経ホルモンの乱れにつながり、女性ホルモンの分泌にも影響を与えているのです。女性ホルモンへの影響というのは、ひいては不妊の原因にもなります。思いがけないところかもしれませんが、気をつけなければなりませんね。

高沼 そうですね。電磁波の害も無視できませんよね。

数年前、クリスマスイブに出産予定日だった妊婦さんがいました。家族が増えるということで家を新築されたのですが、その家がオール電化だったのです。引越し早々、料理をしようとＩＨクッキングヒーターにスイッチを入れると、お腹の中で赤ちゃんが激しく動くのがわかったと言います。それからもスイッチを入れるたびに同じことが起こったそうです。結局、その方の赤ちゃんは数週間後に、首にへその緒が巻きついて大変なことになりました。

因果関係ははっきりとしていませんが、ＩＨクッキングヒーターの影響がまったくないかというと、そうとも言えないのではないでしょうか。

菊地　解明されていない問題は多いですよね。先ほども触れた携帯電話は、ブルーライトだけでなく被ばくのリスクもあるんです。スマートフォンなどの電磁波を発する端末を胸ポケットに入れておくだけでも、心臓の伝導系に影響する可能性は否定できません。また、男性はズボンのポケットにスマートフォンを入れる方が多く、精巣が被ばくするリスクもあります。

高沼　精子の問題に関しては、若者の精子が危機的状況にあるという客観的データがあります。

産婦人科医である森本義晴先生が日本不妊学会で発表したデータですが、大阪府在住、平均年齢21歳の男子大学生60人中、正常な精子の保有者は、たったの2名しかいなかったそうです。まだ21歳の若者がですよ！　残りの58名の精子には、頭が二つある双頭精子、尾が折れ曲がった精子、巨大精子などの奇形精子が見つかった、というのです。

そしてその原因を調査したところ、カップ麺やハンバーガーの常食が問題であることがわかりました。カップ麺やハンバーガーの何がいけないのかというと、「添加物」です。日本は国に認定されている添加物の数が、アメリカやイギリス、フランスなどの先進国の中でもダントツに多いのです。そうしたことを、これからお子さんを産む女性たちや小さなお子さんのいる女性たちには、もっと知っていていただきたいですね。

菊地　添加物もそうですが、環境ホルモンの影響は私たちの生活とは切っても切り離せない問題です。もはや、それを避けて暮らすことはできませんから。

環境ホルモンについて少しお話しますと、正式には、外因性内分泌かく乱物質、または外因性内分泌かく乱化学物質と呼ばれています。つまり、環境ホルモンとは一つの物質ではなく、生物のホルモンの働きを狂わせてしまう物質の総称なんです。ですから、生殖に関わるあらゆる疾患に直結してしまうわけです。

高沼　最近では、幼稚園の年長さんで初潮を迎えたお子さんがいました。一時は入院していたものの、結果的には「体質」ということで片付けられてしまいました。ですが私は、それも環境ホルモンの影響だと思っています。環境ホルモンというのは、体内に入ると女性ホルモンの働きをするそうですね。その子の場合、隣家が果物屋さんだったために、とっくに旬が過ぎているはずの果物をもらって大量に食べていたそうです。旬ではない不自然な果物には、成長ホルモン分泌促進剤が大量に使われているはずです。しかも、自宅が精肉店でしたから、家畜を通して入ってくる成長ホルモン分泌促進剤の影響も大きかったのでしょう。その子には姉がいたのですが、やはり姉も小学校に入るとすぐに初潮を迎えていました。二人ともその年齢には似つかわしくない大きな胸をしていたそうです。

菊地　今では種無しのブドウが主流になっていますが、あれだって子孫を残さないブドウをわざわざつくっているわけですよね。私たちは、人工的に手を加えたブドウを好んで食べているわけです。

高沼　人工的といえば、最近では牛乳も話題になっていますよね。

菊地　そうですね、本来牛乳というのは、産後の牛からしか出ないものですよね。牛乳を効率良く大量に出させるために、排卵直後から卵巣でつくられる女性ホルモンのプロゲステロン（黄体ホルモン）や成長ホルモンを人工的に投与しているのです。本来なら一日に5ℓほど、子牛の分だけミルクが出るはずが、30ℓものミルクを無理やり人間のために出させられているのです。

自然の営みの中で成長して出産した牛の牛乳なら問題がないにしても、そうしたホルモン剤を投与された牛乳を飲むというのは、体に良いはずがありませんよね。

高沼　欧米人が、ホルモン剤入りの牛乳を飲むようになったのは1930年頃だと言われています。そして、乳がん、卵巣がん、子宮がん、前立腺がんなどの悪性腫瘍による死亡者が著しく増えたのも同じ頃です。成長ホルモン分泌促進剤との関連は否定できません。

菊地　それに、そもそも日本人の8～9割は乳糖不耐症です。牛乳は体に良いからと飲んでいる方は多いのですが、栄養分の多くは体に吸収することができませんし、むしろ血液を汚して、腸を汚している害の方が大きいのです。牛乳は白内障の原因となることもわかってきていて、白内障で水晶体が白くなるのは、牛乳のタンパク質や脂質が影響しているという研究もあるほどです。

高沼　現代の日本人は、どう考えても乳製品を摂り過ぎですよ。

また、環境ホルモンの影響でいうと、陥没乳頭や男児の停留精巣（停留睾丸）の問題もあります。停留精巣は、陰嚢の中に精巣が入っていない状態のことで、男児の先天的な異常としてはも最も頻度の高い病気です。だいたい、100人いれば3人に認められるそうです。早産のお子さんでは、その頻度はもっと高くなるのです。

菊地　こうした問題の根底にあるのは、男性ホルモンも女性ホルモンも脂溶性のホルモンであるということなのです。環境ホルモンは脂質に溶けます。だから性ホルモンは環境ホルモンの影響を受けやすいのです。

また、近年貝がすべてメスしかいなくなる現象が起こっているということを耳にしますよね。それも、環境ホルモンの影響によるものです。

しかも水銀同様、環境ホルモンは体の外に排出されにくいという特徴があります。母親は、意図せず自分が排出できなかった有害物質を子供に乗せて出してしまっているわけです。そうならないためには、もちろんなるべく原因となる食品を摂取しないように気を付ける必要がありますよね。そして、それだけでなく有害物質を解毒するためのビタミン、ミネラルを日常的に摂取することが大切です。

高沼 そういう意味でも、アロエベラのような微量栄養素がたっぷりと含まれている植物の力が必要とされています。

まずは有害物質を避け、その上でアロエベラやミツバチ花粉、プロポリスなどを摂取し、有害物質を排出できる体づくりをするべきです。

アロエベビーを産むということ

高沼 ところで、菊地先生はご自身でもアロエベラジュースを飲まれていて、昨年、第一子を出産されたんですよね。アロエベビーが誕生したのですね。おめでとうございます。

菊地 ありがとうございます。私は18、19歳くらいからアロエベラジュースを飲みはじめたので、おかげさまで過酷な職場環境にもかかわらず、臨月まで通常通り働くことができました。つわりもなかったですし、出産もすごく楽で、初産でしたがたったの2時間で産まれました。

高沼　しかも、胎盤がすごく大きかったのですよね。

菊地　そうですね。通常、胎盤の重さは500gが平均だと言われていますが、私の胎盤は650gもありました。担当の医師にも、「わあ、大きい！」と言われて（笑）。

胎盤が大きいということは、赤ちゃんには充分に酸素や栄養が行き渡っていたということですね。老廃物もしっかり排泄できていたのでしょう。

高沼　飲まれていたのは、アロエベラジュースだけですか？

菊地　いいえ、ミツバチ花粉やプロポリス、プロテインなども併せて摂っていました。

高沼　それ以外で何か、他の人とは違う点などを指摘されたことはありましたか？

菊地　そうですね。出産後は「羊水がきれいですね」と言われました。あと、子宮の収縮もすごく良かったみたいで、たいていは2、3日かけて収縮していきますが、私の場合は出産した当日の夜に、「あれ？　もうこんなに収縮してる！」と驚かれました。収縮に伴う痛みもほとんどありませんでした。

高沼　アロエベラの食物ホルモンには麻酔効果があると聞いたことがあります。そのためでしょうか？

菊地　アロエベラにはフラボノイドが含まれているので、天然の痛み止めや抗生物質の役割をしてくれたのかもしれません。私の場合はプロポリスも摂っていたので、相乗作用があったのかも。

高沼　出産直前までアロエベラジュースを飲まれていたのですか？

菊地　そうですね。分娩台の上でも1ℓのボトルにストローを刺して飲んでいました（笑）。産後も母乳を通じて赤ちゃんに与えていたおかげで、今のところ大きな病気をすることもなく、落ち着いた子に育ってくれています。

高沼　母乳のトラブルなどもなかったのですか？

菊地　まったくありません。出産が12月で、4月から週に3日間ほど仕事に復帰していて、仕事の間は搾乳をして母乳を与えていたのですが、それでも乳腺が詰まったりしたことは一度もありません。

高沼　菊地先生の場合は、早くからアロエベラジュースを飲まれていたので、体がきれいに浄化された状態で出産されたのが良かったのでしょうね。

私がアロエベラジュースを飲みはじめたときというのは壮絶でした。朝起きると目やにで目が開かなかったり、トイレがまめになって、一日に60回も排便があったこともありました。ときには、便から飲んでいた薬品そのものの匂いがしていたこともあって……。ですが、そうやって余分なものがどんどん排出されていった結果、アトピーやステロイドの影響でボロボロだった肌からやっとまともな皮膚が出てくるようになりました。

アロエベラを摂りはじめると、2~3ヵ月でそうした好転反応を経験する人もいるのです。

菊地　きっと、高沼先生のそのときの便は「宿便」だったのですね。みなさんは、宿便というのは腸の中に長く溜まっている老廃物が排泄されているだけだとおもわれているかもしれません。しかし、実際には細胞一つひとつの中に老廃物があって、それが宿便となって出てきているんです。60兆もある細胞の中の異物や老廃物、それらの中から不要なものが掃除されることで、細胞本来の働きが正常になり、新陳代謝が活発になったのですね。

高沼　アロエベラを飲みはじめると、それまでの食生活や薬害によっては、私のようにつらい思いをされる方もいるかもしれません。でも、それはデトックスがはじまった証です。それさえ乗り越えられれば、真の健康を得ることができるとおもいます。

菊地　私は早くにアロエベラに出会うことができて、本当に運が良かったと実感しています。アロエベラだけでなく、「これがあれば大丈夫」と思える健康食品や栄養補助食品などを持っておくことは、これからの時代を生き抜いていくためには必要なことです。

今後はアロエベラもそうですし、もし同じように健康に有効な植物などがあれば、その研究などにも携わっていきたいですね。

●母乳トラブルとその原因●

高沼　菊地先生自身はトラブルがなかったとのお話でしたが、やはり母乳のトラブルに悩まれている方は多いですよね。

菊地　今は全国の病院や助産院で、出産すると勝手に市販のミルクを与えてしまう風潮があります。ちなみにうちの子は拒否して飲まなかったそうですが（笑）。

高沼　自分に必要なものが、ちゃんとわかっているのですね。アロエベラジュースを飲みはじめて2～3ヵ月もすると、味覚は大きく変わってきます。昔ながらの日本食を好むようになるのです。アロエベビーには、特にその傾向が顕著です。

菊地　野生の動物、虫などは、そもそも毒のあるものを食べません。それが体に有害であるということがわかっているからです。ですが、栄養素がきちんとしていないと、そうした感覚も鈍麻してしまいます。だから添加物などの有害物質を摂っても、本来なら舌が痺れてしまうような刺激を感じなくなってしまうのです。

栄養素がきちんと満たされていると、そうした本能が目覚めるのは当然のことですよね。むしろ、不自然なのはそれに気がつかないことなのでしょう。

高沼　そうですよね。

菊地　赤ちゃんだって、市販のミルクを哺乳瓶で飲ませてしまうと、おっぱいを吸うよりもその方が楽なので母乳を飲みたがらなくなってしまいます。そうすると、母体にも刺激が与えられないので母乳が出てこなくなってしまう。その悪循環で母乳が出ない、という方はよくいらっしゃいます。

高沼　娘が孫を出産するときに病院から言われたのは、「赤ちゃんというのは、一週間分のお弁当を持って産まれてくる。だから一週間は飲まず食わずでも生きていられるんだよ」ということでした。

赤ちゃんが必死になって吸って、お母さんが痛くても我慢してその刺激を受け止められれば、母乳というのはほとんどの場合きちんと出るようになるものなのだそうです。うちの娘は、粉ミルクを絶対にあげないと言ってがんばっていたので、最初のうちこそ出なかったけれどすぐに順調に出るようになりました。

菊地　母乳が出る、出ないも体質で片付けられてしまいがちです。ですが、私はいわゆる体質というのは、栄養素が足りているか、不足しているかということに置き換えられると考えます。母乳はお母さんの血液からできているので、血液がドロドロであれば、当然母乳もドロドロで乳腺が詰まりやすくなってしまいます。また、母体の免疫力が低いと容易に細菌感染が起こるので、やはりこれも乳腺炎の大きな原因になります。つまり母乳のトラブルも、元を正せば栄養不足であると言えるのです。

高沼　実は、私は母乳に関連した実験を行ったことがあるのです。

それは、300人ほどの授乳中のお母さんたちを対象に行いました。その方法はまず、水を入れたコップの中に母乳を数滴静かに垂らし、母乳と水の混ざり方を観察するというものです。母乳は血液でできていますから、実はその混ざり方には如実に被験者の食生活の傾向が反映されるのです。

まず、偏食のない健康的な食生活をしている人、そしてアロエベラジュースを日常的に飲んでいる人の母乳は、空気中に漂うタバコの煙のようにふわりと水に混ざります。しかし、甘いものを食べ過ぎている人の母乳は、縦に細い筋が入りなかなか混ざりません。また、脂肪分の多い動物性食品を多く摂っている人の母乳は、コップの下に沈んだままでした。そして、甘いものと脂肪分の多いものを両方摂っている人の母乳は、縦に筋が入って、さらに下に沈んだのです。

いかに食生活が母乳に影響しているのか、そして、アロエベラが母乳育児に向いているのかがおわかりいただけるかとおもいます。

●アロエベビー特有の不思議な力●

高沼　アロエベビーの育児がすごく楽だというのは、みなさん口をそろえておっしゃいます。やはり、菊地先生もそのような実感がおありですか？

菊地　すごく不思議なことに、「寝ていて欲しいときには寝てくれるんだな」というのは感じています。人見知りもしませんし、誰に抱っこされても泣くことがありません。

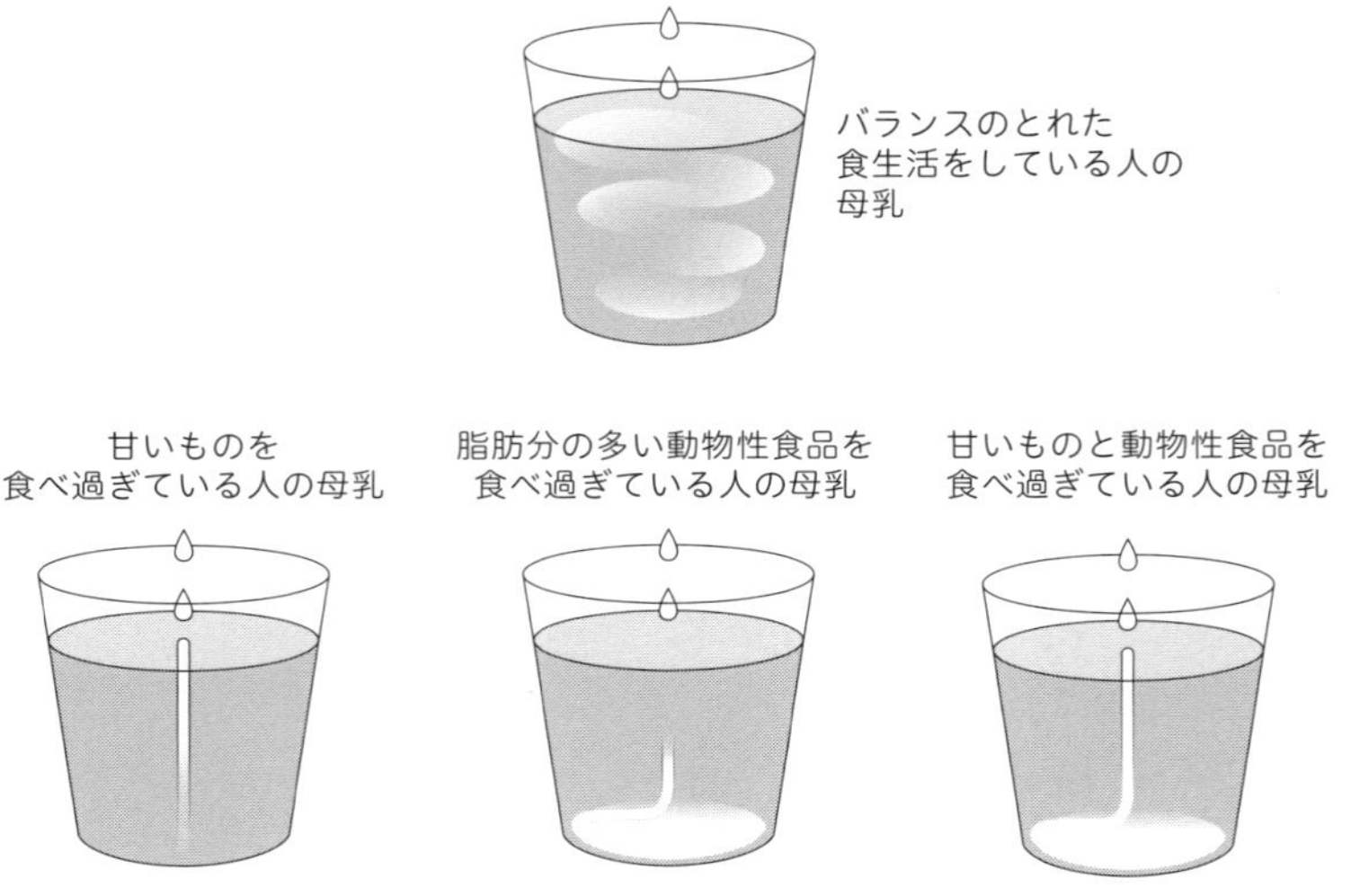

バランスのとれた食生活をしている人の母乳
甘いものを食べ過ぎている人の母乳
脂肪分の多い動物性食品を食べ過ぎている人の母乳
甘いものと動物性食品を食べ過ぎている人の母乳

何か欲しいときだけ、気付いてもらうために言葉のようなものを発して訴えています。でも、泣いて訴えることはないんです。

第一子なので比べることはできませんが、すごく楽をさせてもらっているとおもいます。手がかからないので、よく医局にも連れて行きます。

最初のうちは、「もっと困らせてもいいんだよ！　気を使わなくてもいいんだよ！」と言っていたこともありました。ですが無理をしている様子もないし、これがこの子のペースなのだと気付いてからは、「やはりアロエベビーはすごいんだな」とおもうようになりました。

高沼　そうした特長は、アロエベビー特有のものですよね。あとは、特に目力があります。

菊地　そうですね。うちの子も産まれたときからしっかりとした顔つきをしていました。おっしゃる通り目力があるし、すべてをわかっているといった表情をしていますね。

目力があるのは、末梢まで血液がきちんと行き渡っているからということもあります。冒頭でもお話しましたが、血液というのは隅々まで行き渡らなくなると末梢血管が消えていってしまうので、それとは逆に、血液が満たされている状態ということになります。

また、血液は細胞の代謝にも関係しています。きちんと代謝されていると眼球の一つひとつの細胞がきれいだからキラキラとして見えるのです。

高沼　アロエベビーは、とにかく科学では割り切れないことがたくさんありますよね。

ある2歳に満たないお子さんなどは、自宅で突然来客用のスリッパを3セット並べはじめたそうです。でも、30分もすると今度はそのスリッパを片付けだして。どうしたのかとおもって見ていると、直後に友人から連絡が入って「今からお宅へ行く予定だったのだけど、用事が入ってしまって行けなくなったの。だから後でね」と言われたというのです。その方は、「まるでこうなることがわかっていたかのような奇妙な行動だった」と、おっしゃっていました。

また、一度も携帯に電話をくれたことのない祖父からの連絡を予見して、子どもが「おじいちゃんから電話がくるよ」と言った直後に、本当に祖父から電話がかかってきたという親御さんもいます。

この話からもわかるように、アロエベビーというのは、動物的な勘のようなものがすごく発達しているようにおもうのです。

菊地　もしかしたら、それはもともと日本人が昔は持っていた能力で、便利な生活、乱れた食生活の中で失われてしまったものかもしれませんね。アロエベラから栄養素を摂ることで、それが元の状態に戻ったのかも。人は便利な機能がそこにあると、今ある能力でさえ退化させてしまいますから。

アフリカの原住民は、お互いの姿が見えないようなかなり離れた場所からでも、自分たちの狩りのポジションが掴めているそうです。それは、自分たちに必要な能力だから研ぎ澄まされたわけです。そうした一見人間離れした能力というのも、栄養素が満たされていると起こり得るのかもしれません。

高沼　私は、個人的にはアロエベラを摂っていると、右脳が発達してくるのではないかとおもっています。

菊地　人間離れした能力というのは、言い換えれば右脳の力です。左脳というのは、文章を書いたり計算をしたり考えるときに使われる脳。逆に右脳は、アーティストさんが直感力を働かせたりするイメージなどを司っている脳です。ですから、きっとアロエベビーやキッズには、そうした直感力のようなものがあると考えられているのですよね。

実際、私もアロエベラジュースを飲みはじめてから少し右脳が冴えてきたような気がしています。もともとは左脳派の人でしたから。

高沼　菊地先生も実感されているのですね。

今、妊娠や出産だけでなく、育児をする上でも多くのお母さんたちが、悩み、苦しんでいます。特にお子さんがやんちゃ盛りになると、毎日「少し怒り過ぎてしまったかもしれない」「傷つけてしまったかもしれない」と、考えてしまいますよね。菊地先生からそんなお母さんたちに向けて、何かアドバイスなどはありますか?

菊地　私がアロエベラジュースを飲みはじめて最も自覚しているのは、気持ちが前向きになったことです。栄養素がきちんと足りて、ドーパミンやアドレナリン、セロトニンなどの脳内物質がバランスよく働いていると、精神が落ち着いてくるのです。もし必要以上に怒ったり悲しくなったりしているとしたら、それは脳内物質の分泌のバランスが悪くなっているためです。

育児というのは、「その子がどんな子か？」というのもありますが、多くのお子さんは、親の反応を見て育つのではないでしょうか。母親の栄養が満たされていて精神的に落ち着いていれば、自然とお子さんの心も落ち着いてくるのだと考えています。

先にもお話しましたが、心の病気は実は栄養不足が原因であるとわかっています。また、脳と腸は直結しているので、まずは腸内環境を整えることで解消できる心の問題も大いにあると考えます。

もし育児に悩まれているのであれば、「原因は自分の食生活にあるのではないか？」と、一度振り返ってみてはいかがでしょうか。

高沼　本当におっしゃるとおりです。その方が自分を責めることもなく、ずっと気持ちが楽になるとおもいます。

菊地先生、今回は貴重なお話をありがとうございました。

菊地　こちらこそ、ありがとうございました。

菊地真祈

内科医。日本医科大学卒業。都内の大学病院に勤務。

総合診療科の外来で、生活習慣病の患者の診療を通して栄養学の大切さを実感し、独自に学びを深める。

２０１４年12月に長男を出産。

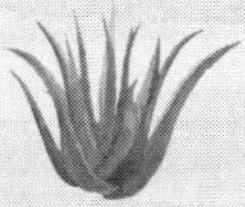

第3章

なぜ、アロエベラは奇跡を起こすのか？

森下敬一×高沼道子

●研究者を虜にする「アロエベラの魅力」●

高沼　森下敬一先生というと、東京医科大学を卒業されて血液生理学の研究に没頭され、これまで、食べ物と血液とがんの関係を中心に、40年以上にわたって研究されてきたお医者さまです。早くから現在の自然医学の基礎となる玄米菜食の大切さを提唱され、1966年には、衆議院科学技術振興対策特別委員会で、がん問題の学術参考人として、国会で証言された経験もおありですよね。

森下　ええ、昔の話になりますが。

高沼　その後も「森下世界的長寿郷調査団」を結成され、世界の長寿村を自ら訪ね歩いて、なぜ、そこに暮らす人々が長生きなのか、その食生活などを現地で調査されておられます。机上論だけに留まらず、しっかりと現地調査を行われている研究者というのは、そういないのではないでしょうか。

森下　実は、来月も中国の長寿村まで現地調査へ行く予定です。

高沼　来月ですか！　80歳をゆうに過ぎておられるにもかかわらず、本当にお元気です。

森下　そんなことはありませんよ。
　ただ、私は世界の長寿村を過去40年間、60回にわたって現地調査してきました。1970年代の調査では、世界には150歳くらいのご長寿がたくさんおられました。しかしその後、1980年代には140歳、1990年代には130歳、2000年代に入ると120歳と、長寿郷のご長寿の寿命はどんどん短くなってきています。このことは、皆さんにはあまり知られていない事実かもしれません。しかし、こうした現象は、文明が広く浸透していくスピードに影響されているのです。やはり、食生活の変化が最大の要因だとおもわれます。
高沼　実は、私が先生が提唱されている自然医食に救われた一人です。これまで乳がんや糖尿病、アトピーなどの大病に苦しんできましたが、それを克服できたのは、先生の著書に書かれている「玄米を100回噛んで食べる」「おかずを少なくしてお味噌汁や糠漬けを食べる」という食事療法をしっかりと実践し、その上でアロエベラジュースを飲んできたからだとおもっています。
　健康を維持するための食事法については、次章で詳しくお話をお伺いできたらとおもいます。

森下 今回は、私の方から「是非とも本書に関わらせていただきたい」と申し出ました。というのも、以前から、高沼先生の『ＡｌｏｅのＡはＡｎｇｅｌのＡ』という著書の存在を耳にしてはいました。面白い題名だと気にはなっていたものの、そのときには、まだアロエベラという植物に今ほどの興味は抱いていませんでした。それがあるとき、アロエベラではありませんが、キダチアロエを傷の治療に使ったところ、すぐに傷口が治ったという文言を何かで目にしました。キダチアロエといえば、日本に古くからある「医者いらず」として知られている植物です。それもあって、高沼先生と対談をさせていただいたのを機に、『ＡｌｏｅのＡはＡｎｇｅｌのＡ』を拝読しました。そして、「アロエベラは、私の行ってきたこれまでの研究に通ずるものがあるのではないか」と、ピンときたのです。

とりわけ、雨の降らない砂漠の中に自生するという点において、余程のパワーのある植物でなければ生きられないわけです。私は、これまでさまざまな植物の研究をしてきましたが、アロエベラほど得体の知れない植物はそうありません。研究者として、突き詰めていくイメージが膨らみました。

高沼　森下先生に調べていただけたら本当に心強いです。おっしゃるとおり、アロエベラは本当に不思議な植物です。昼間は気温50℃の炎天下、夜は零下にもなり得る寒暖の差が激しい過酷な砂漠で生きています。日中はその暑さから気孔を閉じてしまうため、光合成は夕方から行うというのです。私は、東京の自宅でもいくつかアロエベラの鉢植えを育てていますが、水をあげると絶対に増殖しないのです。

また、以前私はアロエベラの栽培元を訪ねてアメリカへ行きました。現地でアロエベラの苗を入手して持ち帰ったのですが、うっかりそのまま忘れてしまって、包みを10ヵ月後に開けることになったのです。それでも、色こそ黄色に変色してはいたものの、根っこはむしろ成長して伸びていました。「太陽の光も浴びず、水もない環境の中でも生き抜き、さらに成長しようとしているなんて！」と、その生命力には驚きました。

これまでもお話してきましたが、私は、アロエベラには何か、現代の科学では解明できない不思議な力があるのではないかとおもえてなりません。人を虜にする魅力

――それを是非、森下先生に解明していただきたいのです。

森下　私はまだ、アロエベラの植物学的分類が理解できていないのですが、アロエベラには葉緑素のある表皮があって、その下に肉質がある。普通の植物というのは、光合成でできあがった有機物を体内に移動させて、花や実をつけます。しかし、アロエベラは光合成でできた有機物を移動させずに、肉質の中に温存させています。つまり、花や実になるべき成分のすべてがあの肉質に含まれているということになります。肉質のあの部位だけで新陳代謝が行われているということは、実に興味深いですね。

高沼　植物の分類からいうと、アロエベラはユリ科のアロエ属になります。地中海沿岸からアラビア、南アフリカ辺りが原産地だと言われている熱帯性の植物で、世界には500種類以上ものアロエがあると言われています。日本では、アロエといえばキダチアロエを連想しますが、海外では、アロエといえばアロエベラを指すのが主流です。アロエベラは大きなものになると、1枚の葉の重さが1・5kg程にもなり、それが12～16枚集まって一つの株をつくります。絶世の美女として知られるクレオパトラも愛用していたと伝えられており、美肌・美容などのアンチエイジング作用は特によく知られていています。

アロエベラの成分研究は1908年から行われていますが、当初は、硬い緑の皮に含まれている、「アロイン」という下剤成分の研究が中心でした。日本やアメリカでも、アロエは下剤や健胃剤、子宮の収縮を促す通経剤として医薬品に認められており、そのため「アロエ＝お腹を下す、妊婦には良くない」というイメージを持たれてしまった部分も少なからずあります。しかし、私が飲んでいるのはアロエベラの外皮を除去した葉肉（肉質）部分をジュースにしたものです。アロエベラが一大ブームとなったアメリカでは、全葉が混ざった製品が出回ったこともあり、そうした風評に拍車をかけてしまいました。

しかし、実際には皮さえきちんと取り除いていればなんの問題もありません。それどころか、体にとってはいいことづくしです。

森下　そうでしたか。

高沼　考えようによっては、アロエベラの硬い外皮は、大切な中身を守る役目があるとも言えるとおもうのです。その苦味のせいで虫も寄ってこないのですから。

この章では森下先生の、アロエベラという植物に関するお考えや、なぜアロエベラがこんなにも次々と奇跡を起こすのかについて、ご教授いただければとおもいます。

腸管造血理論について

森下　先ほどもご説明があったように、その特異な性質から、アロエベラはさまざまな研究機関で研究が行われているかとおもいます。

高沼　そのとおりです。アロエベラには不思議な魅力があり、研究者も虜にするのだという文言をある書籍で目にしました。その効用が知られるようになって以来、さまざまな国で研究されています。

その結果、アロエベラには免疫力を調整して弱くなった免疫力を高め、特にがんへの効果が確認されています。テキサス大学健康科学センターのウィンター教授らは、試験官の中の人間の子宮頸がんにアロエベラエキスを加え、アロエベラがかん細胞を抑制する作用を確認していますし、防衛庁医務官の添田百枝博士と福山大学名誉教授の八木晟医学博士は、アロエベラが免疫を調整することで、正常になった免疫力ががん細胞を攻撃する働きを確認しています。それ以外にも、エイズや認知症、アレルギーなど多種多様な研究が行われており、いずれも研究成果を上げています。

森下　私は、通常の栄養分析では、あの植物の本当の価値はわからないのではないかと思っています。

高沼　それは、どういうことですか？

森下　これまでの栄養分析というのは、元素分析です。物質を切り刻み、より細かく分析していくことでその植物の本質について知ろうとしている。しかし、植物というのはそのものだけで存在しているわけではなく、環境を含めた一つの生命体として、この地球上に存在しているわけです。

高沼　実際、アロエベラの外皮を含む全葉には、およそ200種類の有用成分が含まれていると考えられていますが、そのエキスの99・5％は水分です。確かにそういう意味では、栄養分析だけで言うと、未知なる栄養素があるとは考えにくいかもしれません。

ただ、私は前章でも述べているとおり、アロエベラに含まれる微量栄養素が「生命の鎖」

となって、体に働きかけているのだと解釈しています。森下先生には、何か別の考えがおありなのですね。

森下　そうですね。私たちの体の細胞は、直接的には血液によって生かされています。これは、「血液によって栄養分と酸素が供給されている」という一般的な考えとは違う次元の話で、血液中の赤血球がいくつか寄り集まって溶け合い、それが白血球や組織球に変わり、それから体細胞に変わっているという話です。ただ、それを説明するには、まず、私が提唱している「腸管造血理論」を知っていただく必要があるかと思います。

高沼　「腸管造血理論」ですね。私は初めてその理論を知ったときに、なるほど、と感心いたしました。ぜひ、皆さんにもご教示ください。

森下　現代医学では、食物はアミノ酸やブドウ糖などに組織分解され、それが栄養分として体に吸収されると考えられています。そして、血液は骨髄で作られるというのが一般的な考えです。

　しかし私は、それは間違った考えであると断言しています。なぜなら真の生理的造血現象は、「小腸絨毛《じゅうもう》」で営まれているからです。

動物の体というのは、「体細胞」「消化器官」「血球」の3要素でできており、人間は食べ物を摂って生き、その食べ物は消化管で赤血球となってそれが体細胞となります。消化管の小腸の絨毛には、赤血球母細胞という、その名の通り赤血球を作り出す大型細胞が存在しており、この細胞は小腸絨毛だけに認められます。これにより食べ物は赤血球母細胞に変化し、そこで赤血球を生み出し血流中に送り出されていく様子が確認されます。つまり、血液は腸でつくられているという「造血のメカニズム」の確たる証拠があるのです。

さらなる研究では、白血球が赤血球から生み出されていることもわかりました。一般的に白血球は、病原菌を食べる働きをするものと考えられていますが、それはアルバイト的な作業に過ぎません。では、本業は何かというと、実は体細胞に変化・発展していくことなのです。白血球が筋肉や軟骨、上皮、腺、骨などの各組織に変化していくことは、昔の学者たちも実験結果として残しています。また、私はその変化、発展のプロセスを顕微鏡写真にも収めています。

つまり血液の役目が何かというと、単に酸素や炭酸ガスの運搬をすることに留まらず、白血球となり、体のすべての細胞に変わっていくことなのです。

高沼　一般的には、細胞は細胞分裂によって生成されるものと考えられています。しかし、食べたものが血になり肉になるということは、皆さんも日頃から感じられていることだとおもいます。

森下先生は、アロエベラがそうした血液の生成と深く関わっているとお考えなのですね。

森下　血液というよりは、その元となる「氣」。アロエベラには、生命に力を与える氣のエネルギーが多くあるのだとおもいますね。

まだ仮説段階ではありますが、私はアロエベラが、私たちの体の中にある「チューブリン微小管」という超微細管に深く関係しているのではないかとおもっています。

●血液中のゴミ？　チューブリン微小管とは●

高沼　チューブリン微小管というのは初耳です。それは、一体どういうものなのでし

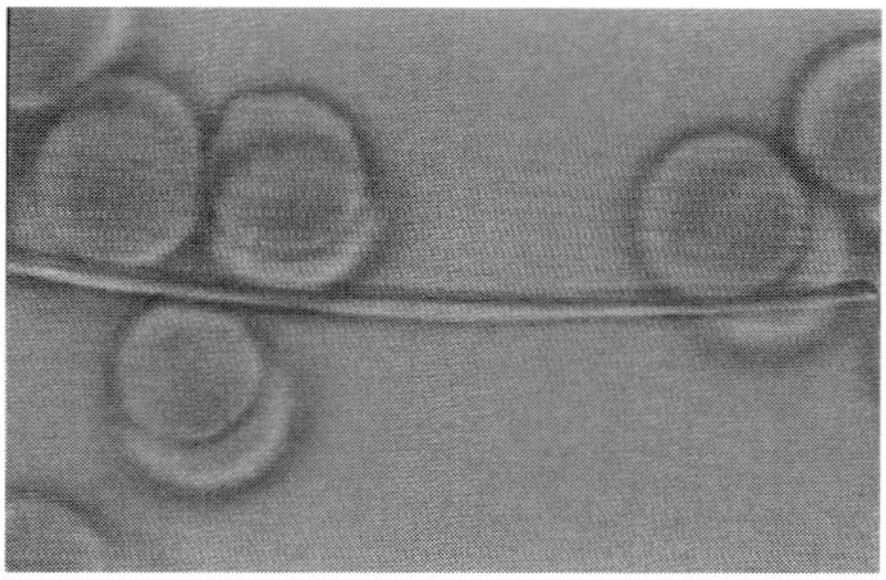

血液の拡大写真
（8000～10000倍）

ようか。

森下　チューブリン微小管とは、細胞や骨格を形成する微小管のことです。細胞や皮膚の弾力はこの微小管によって与えられているのですが、残念ながら、現代の医学ではほとんど知られていません。それはこの微小管が、一般的に血液中の夾雑物《きょうざつぶつ》、つまりゴミなどの不要物だと考えられているからでしょう。

　しかし、私はこれまで40～50年もの間、顕微鏡下でプラーク（血液中のゴミ）を観察し続けてきました。この微小管は、そうした研究の中の夾雑物の一部として存在していました。

　弾力のある細胞は、若さや健康の維持には欠かせません。上の写真をご覧ください。これは血液を8000～10000倍に拡大した画像です。ここに薄黒く映っている丸いものが赤血球、左右に伸びる細長い管のようなものがチューブリン微小管です。この微小管は、最初はこの写真以上に細いものからスタートし、次第に成長して束になり、血管やリンパ管と同じ大きさにまで成長します。

高沼 チューブリン微小管は、成長するとどのような役割を果たすのですか？

森下 「経絡《けいらく》」という言葉を耳にされたことがあるかとおもいます。経絡とは、先ほども言った氣、すなわち生命に力を与えるエネルギーとしての氣を通す道のことです。「気のせい」「気をもむ」「気をつける」などの慣用句も多くあるように、昔の日本人は、その存在をしっかりと感じていました。

もともとは中国医学で伝承されてきたものですが、インド医学ならばアーユルヴェーダのチャクラなども、氣、即ちプラーナが通る出入口として知られています。

実は私は、このチューブリン微小管こそが、成長して氣を通すための経絡になるのだとおもっています。

高沼 経絡が管という形で私たちの体に存在しているというのは驚きです。先生はつまり、私たちの体は空気や水、食べ物だけでなく、外から入ってきた氣も取り入れて生きているとお考えなのですね。

森下　そのとおりです。氣を広い意味の栄養成分とみなすなら、必ず体の中に居住する場所を求めます。そのときに必要となるのが、先ほどお話したチューブリン微小管なのです。

チューブリン微小管は、外から入ってきた氣を受けて成長し、次第に太くなっていきます。そして経絡管となり、更に成長して血管でもリンパ管でもない脈管に変わります。私は、この血管でもリンパ管でもない脈管の移行形を「ボンパ血管」と名付けました。

ボンパ血管とは、1960年代初頭、北朝鮮の金鳳漢《キムボンハン》博士が発見した「ボンハン管」を起点としています。当時、検索中だった耳朶穿刺《じだせんし》血液中のプラーク（夾雑物）と呼ばれていた脈管状物が氣能医学的に「ボンハン管」であることが判明。そこで、ボンハン管とリンパ管及び血管との移行形脈管を「ボンパ血管」と命名したのです。

高沼　ボンパ血管とは、ボンハン管がリンパ管や血管に成長していく過程の状態を指しているのですね。

内科医の菊地先生は、最近、日本人の毛細血管の数が減少しているとおっしゃっていました。健康とは、体の隅々にまで健康な血液が送られている状態を言いますが、血液を送る血管そのものが途切れてしまっていると言うのです。そうした問題は、ボンパ血管と何か関係があるのでしょうか。

森下　私は常々、末梢血管の末端がどうなっているかに興味がありました。そしてそれを調べているうちに、さまざまなことがわかってきたのです。

動脈及び静脈の毛細血管・末端は現代医学の定説に反して、実際は開放系なのです。開閉自在の駅前広場のようなもので、適時出現したり消えたりしています。私が「末梢血液空間」（２０００年）と名づけたこの広場では、実に大変な作業が進められていてビックリします。この血液が完全に静止しているプールでは、主として次のような作業が進行しています。

一つは、適齢期に達したとおもわれる動脈毛細血管・血液中の赤血球が数箇から十数箇融合し合い、白血球（リンパ球・顆粒白血球）または組織球などに変化・発展します。

また、この末梢血管空間では、役目が終わり老廃化した組織細胞の最終的な処理も行われ、強力な酵素作用によって多数の老廃組織細胞が解体され、組織断片、球菌、桿菌（個々の細胞の状態が細長い棒状、または円筒状を示す原核生物）、ウィルスに変化していきます。老廃化した細胞は正常ならば仕分けされて静脈系毛細血管、リンパ管、ボンパ血管などに送り込まれるのでしょう。しかし、病的な場合もあります。これらの解体部品が、この末梢血液空間において適当に組み合わされ、粗製乱造されて出現するのが血液のがん、即ち白血病細胞なのです。

高沼　末梢血液空間では、赤血球が白血球や組織球に変化しているのですね。それ以外にも古くなった組織細胞の処理を行っていて、このときに処理された老廃物が病的細胞、つまり白血病細胞になることもある。これが白血病の元なのですね。

森下先生は先ほど、チューブリン微小管が成長して経絡管となり、ボンパ血管になるとおっしゃいました。しかしボンパ血管がリンパ管や血管に発展するということは、氣の通り道である経絡管が、最終的には血管になることもあるということですよね。

しかし、それでは経絡でも造血するということになりませんか？　森下先生は先ほど、血は腸で作られるという「腸管造血説」を提唱されていました。

森下　私たちの体は、腸管造血と経絡造血の二重構造になっているのです。そのため、小腸でも経絡でも血液は作られています。ただし、氣が赤血球に変わるわけではありません。経絡組織の中には、ソマチッドという生命の最小単位と言われている粒々があり、氣はこのソマチッドを活性させて経絡の中で成長を促すのです。そして、このソマチッドがリンパ球に、そして最終的に赤血球に分化するというわけです。

高沼　ソマチッドですか……。実は昔、「なぜ、アロエベラジュースを飲んでいる人はこんなに元気なのか？」ということを調べに、何人かでアメリカまで行ってきたことがあるのですが、そこで血液を暗視カメラで調べてみると、「あなたたちの血液には、とてもたくさんのソマチッドがいて動いている」と言われたのです。

それ以前にもソマチッドの画像を見る機会はありましたが、私たちの血液中にいるソマチッドは、それとは比べものにならないほど数が多く、活発に動き回っていました。

当時、ソマチッドはまだ日本ではほとんど知られておらず、海外でも不老不死の不思議な生物だと思われていました。栄養素のバランスが良い人の血液中にはたくさんおり、寝不足やストレス過多、病気の人の場合は赤血球や白血球の中に潜っていて、暗視カメラでも確認できないと聞いています。しかし、ソマチッドはまだまだ謎に包まれています。

先生は、ソマチッドをどのようなものだと考えられているのですか？

●生命の最小単位「ソマチッド」●

森下　ソマチッドとは、生命の最小単位であるタンパク分子のことです。これまで、生命の最小単位は細胞だと言われてきましたが、とんでもない！　細胞を構成している原形質の小さな点々には、すでに生命が宿っているという考えに変わってきているのです。人の体はほとんどがタンパク質でできていますから、一言で言うなら、ソマチッドとは生命の最小単位であり、スタートであると言えます。

ただ、生命だから動いているのかというと、少し違うかもしれません。あれだけ小さな微粒子になると、他から影響を受けてブラウン運動（浮遊する微粒子が不規則に

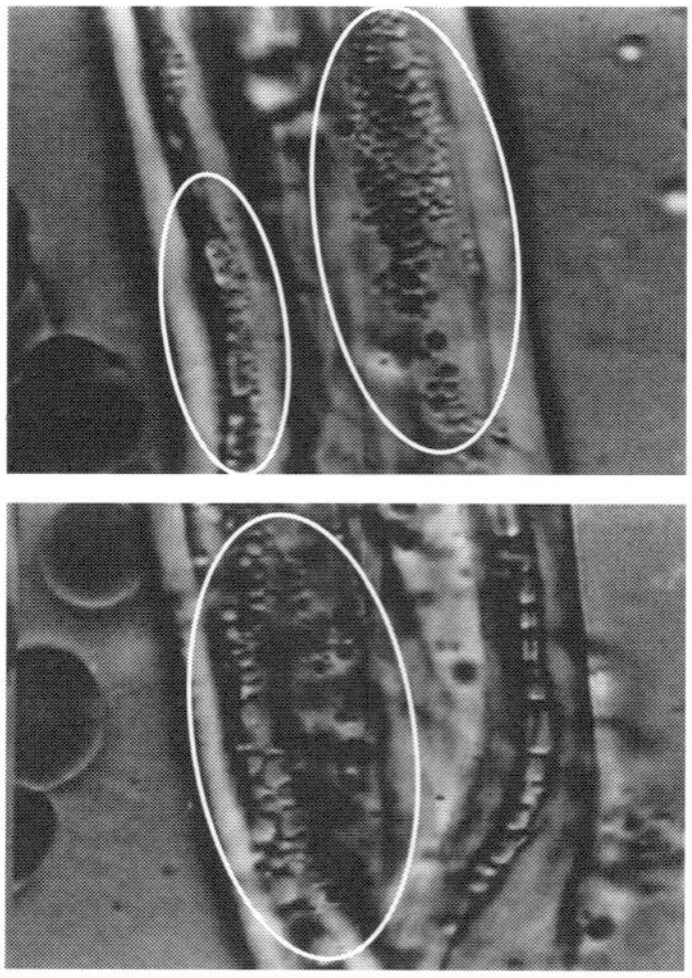

ボンパ血管における成育中の
ソマチッド（拡大写真）

運動する現象）が起こります。自ら動いているわけではないでしょう。

高沼　なるほど。微生物が動いているような印象を受けましたが、それは、他の物質の影響を受けていたのですね。

森下　ソマチッドは元来、経絡の中で氣と共生しているものです。右上の図を見ていただくとおわかりいただけるかと思います。

少し見えにくいかもしれませんが、これはソマチッドが大きく成長したために、微小管の外側が丸く膨らみを帯びている状態の写真です。いくつものソマチッドが並んでいるのがご覧いただけるでしょうか。黒く映り込んでいる丸が赤血球ですから、ソマチッドがいかに小さいものかおわかりですよね。

ただし、これでもスタート時点のソマチッドに比べるとかなり成長しています。ソマチッドは赤血球の周りにも存在しています。この事実は、ソマチッドの第一発見者であるガストン・ネサンも言っています。ただ、経絡の中でソマチッドが集塊しているということまでは、彼も見てはいないとおもいます。

高沼　ソマチッドは血液の中で自由に動き回っているわけではなく、経絡の中に存在しているのですね。

森下　そうです。なぜ、ソマチッドがある特定の場所に密集しているのか、私はずっと不思議におもっていました。そしてわかったのが、先ほどのチューブリン微小管の存在です。微小管が成長して経絡管となり、さらにボンパ血管になると、その辺りからリンパ球や赤血球などがつくられるようになります。そしてそのリンパ球や赤血球の大元になる極微生命体こそ、ソマチッドだったというわけです。

高沼　ソマチッドは、赤血球や白血球を作る最小単位だったのですね。

アロエベラを摂ると、体の中には多くの氣が入ってチューブリン微小管を生み出し、細胞に弾力を与えたり、経絡、ボンパ血管になったりして最終的には血管やリンパ管になる。しかしそれと同時に、赤血球や白血球の元となるソマチッドを経絡の中で成長させ、血液をつくるのを助けているわけですね。

森下　そのとおりです。氣は、エネルギー量が低い安定した状態のソマチッドを、相互作用によって、より高いエネルギー状態に変化させます。

高沼　ソマチッドが活性化するということは、細胞を元気にして、血液もたくさんつくられるということですよね。新陳代謝も血の循環もよくなるのですから、どうりで私たちが病気を完治させただけでなく、飲み続けることで風邪一つ引かない丈夫な体になったわけです。だからこそ、こんなにも不思議な奇跡とも言える出来事がたくさん起こるわけですね。

森下　アロエベラは、私たちの体に多くの氣のエネルギーを与えてくれます。ただ、それは何もアロエベラに限ったことではありません。量はアロエベラに及ばなくても、植物にはもともと、氣や生命エネルギーが私たち動物とは比較にならないほどたくさんあるのです。

実際、みなさんも体験されているではありませんか。新緑の季節に山に行って英気を養いますよね。あれは、植物の葉っぱからフィトンチッドというホルモンが分泌され、癒しや安らぎを与えてくれているからです。フィトンチッドはもともと、植物が傷付けられたときに放出される強力な殺菌性物質でしたが、今では森林浴の効能として広く紹介されています。あれも、目には見えないけれども、しっかりと感じることができる氣の一部だと考えて良いとおもいます。

高沼　そうですね。マイナスイオンなどとは、また違った存在です。

先生は著書『葉緑素と生命――太陽を盗むワナの秘密』の中で、植物という生命体が特別な存在であると説かれています。1967年の著書にもかかわらず、「原子力が地球を破滅させるかもしれない」と、未来を予見されるようなことも書かれており、太陽光エネルギーの可能性にまで言及されていました。

多くの研究者が物質を細分化していく中、「すべてはつながっている」という広い視点で全体を俯瞰されているからこそ、普遍的な事実や、未来を予見するようなことができたのですね。

●高次元で生きる植物の力●

森下　そもそも植物というものは、私たち人間とは別の高次元の生物です。同じ地球上の生命体でも、植物は四次元。つまり、私たち三次元の世界で生きる動物よりも、ずっとハイレベルな生活を送っているのです。だから、人であればショック死してしまうような怪我をしたって植物は再生することができるのです。

また、動物の寿命は１００年単位だけれども、植物は１０００年単位で生きることができ、寿命の長さがそもそも私たちとは違います。植物は物を食べない代わりに、錯綜してやってくる波動を整理し、有害なものをはじき、有益なものだけを取り込んでいます。それは光合成によって、簡単な元素から生命の基礎的有機物「炭水化物」を作り上げているからこそ為し得ることなのです。こんなことは、動物には到底真似ができませんよ。

高沼　そうですね。

森下　植物は、進化の過程で動物よりも先に海から陸地に上陸しましたが、それは、動物には単独で陸に這い上がる能力がなかったからです。植物は物を食べなくてもいいし、光合成で自分が必要とするものをどんどん合成することもできたのですから当然の話です。

動物は、植物が上陸してからさらに4000〜5000万年経ってようやく陸に這い上がってきました。ここでもものすごい苦労をしています。半分上がりかけたら海面が高くなったり低くなったり……のトラブルを潜り抜け、鰓《えら》呼吸から肺呼吸へとやっと転換してきました。しかも、塩水から急に這い上がることはできないので、河川、湖沼などで進化論的な塩分調整を済ませました。これをしなければ、浮力と塩分のある水中からいきなり陸の上に這い上がることはできませんからね。

また、植物の光合成というのは、植物生理学上の問題ではなく、地球上におけるすべての動物のエネルギーがそこに求められているという意味において、極めて重大です。私たち人間は、太陽エネルギーを直接活用する術を知りません。この地球上において、動物は消費者の立場であり、植物は生産者です。その生産者の主役が葉緑素なのですから、「地球上におけるすべての生物は、葉緑素によって生かされている」と言っても過言ではありません。

つまり何が言いたいかというと、私たち人間は、植物の高い次元のエネルギーを身体に取り入れることで「生かされている」ということです。これは栄養分析による栄養学の話などではなく、氣を取り入れることで生かされているという次元の話です。

現在の栄養分析では、自然塩であっても化学的に精製された塩であっても、塩ならば「塩」。野菜だって、採れたての新鮮なものであろうが冷蔵庫で一週間保存されたものであろうが、栄養成分表で見るとそこに大きな差はありません。しかし、そんなおかしな話があるでしょうか。

たとえば、ここに卵が2個あるとします。一つは有精卵で、もう一方は無精卵です。二つを栄養分析で見ても、それぞれの化学組織はほとんど変わらないでしょう。ですが有精卵と無精卵では、はっきりとその本質が違います。有精卵は子孫を残し未来に発展する生命を持っており、無精卵にはそれがありません。これほどの大差が、現代の栄養分析では引っかかってこないのです。栄養価の評価にしても、有精卵の方が断然高いはずですが分析値の差にはなりません。

高沼　最近は、あえてそうした「命を次に残さない食べ物」を人工的に作り上げています。食べやすいからといって、薬漬けにして種のない果物を作っているのもそうですよね。そうしたことに生産者や消費者が何の抵抗も示さないのは、まさに森下先生がおっしゃっている、「栄養分析」でしか生物を捉えていないからだとおもいます。種を残すものと残さないものが、同じであるはずがありません。

そう考えると、私たちはこれまで、日々の生活で氣の存在というものをほとんど捉えることがなかったと言えますね。

先生が院長を務められているお茶の水クリニックでは、「氣能値」という、氣の量を具体的な数値で計測する機械を使って日々の診療に役立てておられます。実は先日、先生が森下長寿研で使われているＭＲＡ（磁気共鳴分析器）という機械でアロエベラの氣能値テストを行う機会がありました。すると、アロエベラは95点という高得点が出ました。

森下　95点というと、塩に匹敵する高い値です。塩は食材中最高得点の氣を持っています。

また、私は、アロエベラが優れた元素転換装置であるとおもっています。

高沼　元素転換装置ですか？

森下　はい。私たちは、体に取り込んださまざまな物質を元素転換して生きています。例えば、私たちの体の70％は水分ですが、それが経口摂取で得た水だけでできているかというとそうではありません。実際には、私たちは身体の中に取り込んだ物質を元素転換させて、水の一部を生成しているのです。

だから、あれだけ水分のない砂漠で生きているにもかかわらず、アロエベラの肉質には99・5％以上もの水分が含まれているのです。あれだけの水を根から吸い上げることはできませんよ。成分のほとんどが水分でありながら、飲用者の体にさまざまな変化を起こすというのも、そう考えれば不思議なことではありません。アロエベラは水などを通して私たちに氣を届けてくれているのですから。私たちはそのパワーを活用しつつ、体の中で元素転換をさせ、生きていくための必需物質を製造しているのです。

高沼　そうして取り込んだ氣が経絡を通ってチューブリン微小管をつくり、ソマチッドを成長させ、それによって体の隅々にまで血液を送り出したり、細胞の代謝を助けたりしているのですね。

西洋医学的な考え方をしてきた私たちにとっては、頭を切り替えていくのがなかなか難しいところです。ただ、これまで説明のつかなかったアロエベラの奇跡というのがなぜ起こり得るのか、少しずつわかってきたようにおもいます。

そしてこれは、先生のご専門である氣能医学にも通じるお話だとおもいます。先ほど、アロエベラが95点だったという氣能値テストのお話も含め、氣能医学という医療分野について、もう少し解説していただけませんか。

氣能医学とは？

森下　そうですね。それには、少し皆さんにこれまでの医学や医療の固定概念を外してもらう必要があるかもしれません。
私たちは今、目に見えるものだけを信じ、見えないものはなかったことにして生活をしています。医学的に納得のいかないこと……例えば、高沼先生のように絶対に治らないと言われていた病が治ったりすることもそうでしょう。「なぜ、治ったのか?」——その問いにきちんと答えられる医師や研究者は、多分、ほとんどいないのではないでしょうか。

私たちがやっているのは、その「目には見えない部分」を数値化して治療に役立てることです。「氣能値」という言葉を使いますが、先ほども申し上げたように、当クリニックと研究所にはあらゆるものの氣能値を測定する機械があります。

その機械で計測すると、塩ならば90点以上、白砂糖は20点に近い結果が出ます。もちろん高得点となる塩は化学的に精製されていない自然塩ですよ。化学薬剤はマイナスとなることが圧倒的に多いのです。

また、食べ物だけでなく、臓器や有害物質などのあらゆるものに氣能値は存在します。これは、最近になって若い人たちにもよく知られるようになった、マクロビオティックの「陰陽論」の結論と合致するところが少なくありません。

高沼　マクロビオティックというのは、桜沢如一先生が考案された食生活法の一種ですよね。単に穀物菜食をするための食事法だと勘違いされている方も多いとおもいますが、これまであやふやでつかみどころのなかった東洋の「陰陽」を、易経や老子道徳経などを基にその考えを整理されて、「陽」とは収縮していく求心的なエネルギーやその状態、「陰」とは拡散していく遠心的なエネルギーやその状態だと定義付けました。こういう言い方をしてしまうと難しくおもえますが、陰陽は食物だけでなく季節や現象などのあらゆるものに当てはまります。

たとえば陽にあたるものには、「火・塩・温」など、陰なら「水・白砂糖・冷」などがあります。これを見てもわかる通り、私たちがそのもの自体に感じているイメージというのは、たいてい陰陽でも同じように当てはまります。また、陰陽は体質として捉えることもでき、人には陰性体質、陽性体質などがあって、それを理解することで個人の体質を見極めた食事療法を行うことができます。これこそ、マクロビオティックの神髄ですよね。また、陰陽論には「中庸《ちゅうよう》」という考えがあり、この状態が最もバランスがとれている陰陽の中心にあたります。そして中庸の代表的な食物というのが、玄米なのです。

食材だけでなく、例えば同じ食材を使ってもどれだけの火を用いたのか、どんな調理器具を使うのかでも陰陽の度合いは変わってきます。マクロビオティックでは、そうした切り方や加熱方法を変えることによって、食材の持つ性質以上の陽性さ、陰性さを引き出す術を学ぶのです。

森下　氣能医学は、そうしたマクロビオティックの考えを、より医学的な実証に基づいて確立させたものだとお伝えすればわかりやすいでしょう。数値が高いほど氣のエネルギー量が高い「陽性」であり、低いほど氣のエネルギー量が低い「陰性」にあたります。

私は、故桜沢先生やその奥様の里真先生に随分かわいがっていただきました。思想的な影響を受けた部分も少なくはなかったとおもいます。

高沼　ただ、マクロビオティックの陰陽でいうと、アロエベラは水分を多く含む陰性な植物ということにもなりませんか？

森下　それはどうでしょう。私はあの灼熱の砂漠の無水状態を生き抜いている植物ですから、例外的に陽性な植物だとおもいますよ。

因みにマクロビオティックでいう陽性とは、氣能値で言うと、人や動物に生命力を与える生命エネルギー、すなわち氣のエネルギーが高いことをさしています。病気の人ほど氣のエネルギーが低く、健康な人ほど高くなります。

高沼　氣能医学では、目に見えない「陰陽」というものを波動で数値化されているのですね。しかもそれを、患者さんの臓器を調べることによって、全身の状態を把握するために利用されているとか。

森下　内臓氣能検査は、あらゆる病気を改善するための基本となる検査です。数値の悪い臓器に問題があるということがわかるだけでなく、それがどのような化学薬剤に侵され病気になってしまったのか、リンパ組織や毛細血管の状態はどうなっているのかということまで詳しく調べることができます。

しかも、クリニック診療において常時行っている氣能値テストは実に簡単です。患者さんにヘッドフォンを着けてもらい、ＭＳＤ（ドイツ製）という機械の前に座ってもらうだけ。どうしてこんな簡単な検査でわかるかというと、体内の臓器や有害物質などは、それぞれ固有の波動を発信しているからです。気能値テストではそれを利用して、「正常な波動が入力されているＭＳＤの特定・標準活動」と、「患者さん側の測定臓器や有害物質からの波動」の〝両者の共鳴状態〟をチェックすることで、氣能値が算定できるのです。

私どものお茶の水クリニックでは、もっぱら現代医療から見放された慢性病患者さんの治療にあたっています。治療とはいっても、西洋医学で使うようなメスや化学薬剤は一切用いていません。それは、化学薬剤が人体に及ぼす負の影響が大きいことに気付き、薬剤を用いない方が早期回復ができる、と判断したためです。

クリニックではこの他、体力測定、血液検査、内臓氣能検査などを行った後、それぞれの体質に合った食事指導、精神療法、運動療法、鍼、灸、指圧、薬草、野草、その他の物理療法などによって、体の自然治癒力を増強させることに主眼を置いて治療をしています。

高沼　以前、私はアメリカとメキシコの国境近くにあるティファナというところで、民間療法による治療を受けていました。実は、その治療の前後には、先生のクリニックで氣能値検査を受けていたのです。現在は受けていないので比較することはできませんが、当時はやはり、すごく低い値だったのを覚えています。治療を受ける前は当然ですが、帰国後もまだまだ、有害な物質がデトックスされている途中だったからでしょうね。

森下　そうでしたか。しかし、そこからアロエベラを摂ることで劇的に症状が改善されていったわけでしょう。

95点という高得点のアロエベラを毎日摂られている高沼先生なら、きっと今測定すると高い値が出るでしょうね。

なぜ、アロエキッズは特別なのか？

高沼　しかし疑問なのは、どうしてアロエベビーやアロエキッズたちは、飛び抜けて高い直観力を発揮したり、精神的な安定を保ったりすることができるのかということです。

先ほどのチューブリン微小管やソマチッドのお話によって、アロエベラには私たちが健康を保つための氣が豊富に含まれていることは理解できましたが、直観力や精神的安定などにも優れていることについては、どのようにお考えですか？

森下　それを説明するには、まず、大人と子どもがまったく違う時間で生きているということを理解する必要があるかと思います。特に胎児は特別です。胎児はそれこそ氣によって育てられていると言っても過言ではありません。

多くの人は、胎児は母親からの栄養だけで成長しているとおもっているのでしょうが、実際はそうではありません。なぜなら、妊娠から出産までの期間は約300日。しかし、胎児というのはその間に、およそ30億年の人間の進化を再現しているのです。30億年ですよ。それだけの壮大な進化の歴史が、たった10カ月に集約されていると想像してみてください。胎児は、たった一日で1000万年分もの進化を演じているわけです。それだけのエネルギーが、母親の昨日食べたイタリアンやフレンチのカロリーだけで補われていると思いますか？　カロリー計算なんかで換算できるエネルギーではありませんよ。胎児というのは母親や私たちの時計とはまったく違う時間軸で動いているのです。一日1000万年分の活劇には天文学的に膨大なエネルギーが必要でしょう。それこそ、宇宙レベルのエネルギーを注ぎ込まなくてはいけないわけです。そのエネルギーこそが、先ほどから申し上げている「氣」なのです。

私は昔、医師として患者さんの切迫流産の現場に立ち会ったことがあります。するとそこで見た胎児の姿に、ものすごい衝撃を受けました。もちろんそれまでも教科書の写真ではその月齢の胎児の姿を見たことはありました。しかし、実物というのは写真とは大違い。本当に魚のような鰓《えら》があったのです。ああ、自分にも大昔に魚だった時代があったのかと、不思議な感覚を覚えました。

母親の胎盤で作られた栄養も、胎児はもちろんもらっています。しかし、へその緒は最初のうちは大部分が経絡組織でできています。先ほどの説明からもわかる通り、妊娠の月数によっても比率は変わってきますが、胎盤で造血されて、血管内に入ってくる血液だけで胎児が成長していると考えるには無理があります。

へその緒を走行する経絡管は、氣を通す大役を担っています。そうとでも考えない限り、一日1000万年の進化が母親のお腹の中で行われているということの説明がつかないのです。しかも胎児は、物を食べない断食状態で、母親の羊水の中で過ごしています。

生命体の発生も原始海洋で、進化の大半も海の中でやってきました。だから「塩の処理」

は得意中の得意。玄米菜食者は一日15〜20g程度の適塩が良い。減（無）塩は無力症と短命を招くのです。

高沼 私には娘がいますが、出産とは本当に不思議な体験です。お母さんになった人の多くが、そうした生命の不思議さや偉大さを肌で感じられているかとおもいます。

ですが、アロエベビーの場合はさらにすごいのです。妊娠中はお母さんにつわりがないし、出産もすごく楽。2回くらいいきむと出てきてしまうくらいです（笑）。しかも、産まれた赤ちゃんは肌がきれいで、顔や身体も引き締まっています。産まれてすぐに人や物を目で追うし、首の座りも早く、まるで少年のような男の赤ちゃん、少女のような女の赤ちゃんなのです。

なぜ、このような赤ちゃんが生まれてくるのでしょうか？

森下 これまでは固定観念にとらわれ過ぎていたのかもしれませんよ。生まれたての赤ん坊は、目が見えない、首が据わっていないものだという思い込みが前提にあるようですが、果たして本当にそうでしょうか？

先ほども申し上げましたが、胎児は血液よりも氣のエネルギーをもらって成長しているわけです。アロエベラには高い氣のエネルギーがあり、そのエネルギーをもらった胎児が生まれてくるわけですから、その延長線上にある赤ん坊が、生まれた時から他の子よりも早く成長しているというのは極めて自然なことだとおもいます。素直にそれを捉えていけば良いのではないでしょうか。

高沼　つまり、こちらの姿が本来の姿ということなのですね。

森下　そうです。子供たちには無限の可能性があるのです。

高沼　私は、アロエベビーの脳がすごく優れていることにいつも驚かされています。一度読んだ本の内容をすべて覚えてしまったり、運動機能が優れていて、通常よりも早くに自転車に乗れたりする子もいて、これには脳が関係しているのではないかと。これについても、やはり同じことが言えるのでしょうか。

森下　人間の脳細胞というのは、体の中の一部の組織に過ぎません。そして、消化管を中心とする躰幹は早くから進化してきましたが、脳は遅れて出発してきた歴史があります。

動物というのはどんな動物もそうだとおもいますが、例えば腔腸動物《こうちょうどうぶつ》というものがいます。クラゲやヒドラ、イソギンチャクなどが分類されるのですが、この生物の形状を喩えるなら、空気の抜けたゴム鞠に指を突っ込んだ状態。そのくぼんだ部分が腸になっていて、これが突き抜けてしまえば入口と出口ができていきます。腔腸動物というのは最も原始的な動物であり、入り口から食べ物が入って消化が済んだら再び入口から出て行くだけ。この次元からすべての動物はスタートしました。つまり、動物という生命体は消化管からスタートしたのです。

それは、胎児も同じですよね。母親が妊娠すると、脳よりも先に腸ができる。人は余計なところを全部外して、例えば手足や顔が無くても、消化管さえあれば生きていくことができるのです。

脳というのは、腔腸動物のくぼんだ部分、つまり消化管の周りに神経細胞ができ、その神経細胞が集合して神経節になって肥大化したものです。言うなれば、動物の脳は、消化管や手足ができたずっと後にできたわけです。だから、大脳は私たちの体の中で最も進化の遅れている器官であり、爬虫類あたりから体のてっぺんに登場し、頭らしい役割を始めたばかりの発展途上の組織なのです。

私は、人間社会がトラブルの累積で絶えず争っている原因は、脳が未発達なことにあるのではないかとおもっています。先ほども原発の話が少し出ましたが、私が原子炉をやってはいけないと考える理由は、人間の脳が、まだ原子を完璧に取り扱う程度までに至っていないからです。現段階では、爬虫類が原子炉を扱っているようにしか見えません。それでは見落としや想定外ばかりが出てくるし、事故は避けられません。小さな脳の進化を促進させようとするなら、それはやはり、じっくりと時間をかけて氣のエネルギーを取り込むことが重要だとおもいます。そうすれば、脳が前進するということもあり得るかもしれませんね。

高沼　そう考えると、やはりアロエベラをたくさん摂っているアロエベビーたちの脳は、それ以外の人たちより進化している可能性があるということですね。それは、すごく価値のあることだとおもいます。

人間関係のトラブルの話でいうと、アロエベビーには、産まれたときから何か「癒し」のオーラをまとっていて、成長すると、自分のペースを維持しながらも他人に合わせられて過度に他者に依存しなくなるという特長もあります。

森下　今、日本人の質がどんどん低下しています。文明が進化しているからといって人間の質まで向上しているわけではありません。むしろ日本人は文明の進化とともに、学力の低下を招いてきました。しかし、胎児はみな天才児なのです。氣の塊であり、ソマチッドと微小管でできているようなものだからです。だから、どんどん新しいことを教え込んでいけばいい。親が自分の尺度で「これはやりすぎだ」なんて決めつけてしまうのはもったいないですよ。

これからを担っていく女性たちには、ぜひ優秀な子供を産んでもらいたい。私はそのための一つの手段として、アロエベラを積極的に摂っていくべきだとおもいます。

高沼　本当にそうですよね。今こそ食べ物の質、人としての質を考えていくときだとおもいます。それには、先生のおっしゃっている氣のエネルギーをどんどん体に取り入れ、本来の自分の能力を発揮させていくことが何よりですね。

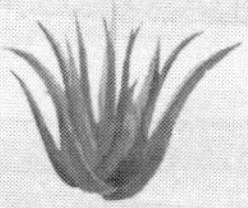

第4章

アロエベラの真の力を引き出すには

森下敬一×高沼道子

●アロエベラの効果を相殺する3つの要因●

高沼　以前から、私は親御さんがお子さんのためにできることは、3つあるとお伝えしてきました。それが、「効果的な栄養摂取」「化学物質からの防衛」「プラス思考」です。これらを実践した上で、最近の野菜には昔のようなパワーがなくなっているので、アロエベラで効果的かつ上手に栄養を補いましょう、ということをお伝えしています。

森下　そうですね。せっかくアロエベラを摂っていても、阻害因子によって効果が実感できなくなる、ということは充分にあり得ます。動物性のものを常食すると、血液やリンパ液が汚れてくるので効果が帳消しになってしまう。中でも、肉や乳製品の摂取による影響は大きいでしょう。

高沼　私は病気をして以来、すでに20年以上お肉を食べていませんが、本当に風邪一つ引かなくなりました。もちろんアロエベラのおかげでもありますが、その効果を最大限に活かすことのできる土台をつくるのは、やはり食生活だと考えています。

森下先生の提唱されている自然医食を実践してきたこと、アロエベラに出会ったことで救われました。

森下　病気の本体とは、体質の悪化です。だから病気を根治するということは、体質を改善するということなのです。しかし現代医学は、ほとんどそこには目を向けていない。体質を改善するには、玄米菜食による食事療法が最も適しているのです。

一日に30品目を摂ろうなどというのはまやかしで、主食さえ摂っていれば、副食は味噌汁と梅干し、たくあんでも、栄養が欠乏するということはありません。未精白穀物を主食にするということは、それによって自動的に栄養のバランスが保たれるということ。食品として見るとたった一種類に過ぎませんが、その内容は、体に必要なものがことごとく含まれているのです。私たちのすべきことは、せっかく穀物が持っているすばらしい性能を邪魔しないように気をつけることです。

高沼　まるで、子育てのようですね。

森下　親というものは、往々にして子どもの才能を制限したり崩壊させたりしてしまう。しかし、親の少ない経験によって無限の可能性を持つ子どもの可能性を狭めるようなことは、あってはなりませんよ。親は、子どもが自分よりもずっと優秀な生物であるということを、きちんと知っておくべきなのです。

なぜ、肉食がいけないのか

高沼　話は変わりますが、先生はご自身でも普段から肉食をやめておられます。そもそも、先生が肉食をやめられたきっかけというのはどういうものだったのですか？

森下　私ですか。私が食物に興味を持ち始めたのは、医学校を卒業して、そのまま大学の研究室に閉じこもって血液生理学の実験を始めた1950年で、血液と葉緑素についての研究から出発しました。それにはワケがありました。医学生時代の夏休み、信濃の旅路で牧草を無心に食べている牛を見ているとき、ふと「これは大変だ」とおもったことがありました。それは、あの牛の消化管内は牧草の緑（葉緑素）の世界。しかし腸の壁一枚隔てて赤（ヘモグロビン）の世界に激変します。魔術師的な腸の壁のからくりを解き明かしたい！　解き明かさねばならない！　……と、使命感みたいなものを感じ、それが私の研究方針を決定づけました。

当時は小さい赤血球の人間の血液ではなく、代わりに大型の有核赤血球を持つカエルの血液を観察していました。すると、カエルの赤血球の細胞から小さなリンパ球が4〜5つ放出されたり、また赤血球の核から大型の顆粒白血球らしき細胞がアドバルーンのように膨らんで出てきたりするのを偶然にも発見したのです。しかし、それを学会で発表しても「そんなことはあるはずがない」と、誰も取り合ってくれませんでした。「絶対にあり得ない」と言うわけです。

そこでどうにか納得してもらうために、顕微鏡映画を撮って証明してやろうということになりました。顕微鏡映画というのは、20秒に1コマずつシャッターを切るという作業を延々と繰り返さねばなりません。私たちは夕方になると、実験に使うカエルを青山墓地まで捕まえに行き、夜中から泊まり込みで撮影を行い、昼間に眠るという生活を繰り返しました。

けれど、なかなか思うようにはいかなかった。そのうち私たちは、自分達の研究に対する姿勢に問題があるのではないかと考えるようになりました。そして体力を温存するような食事に切り替え、新たな気持ちで撮影に臨むことにしたのです。

研究員の中に米屋の息子がいて、研究室にはいつも白米が常備されていました。ですが、「玄米は成分組成に優れている。白米よりも玄米の方がいいはずだ」ということで、玄米に切り替え、映画が完成するまでは外食も控えようということになって、おかずは生野菜に自然塩をかけたものを中心に、時折魚の干物などを食べて過ごしました。そうした食生活の改善は功を奏して、私たちはハードな撮影を乗り切り、映画の製作を無事成功させることができました。もちろんこれらは、寝食を忘れて製作に没頭した努力の賜物です。しかし、それと同時に、やはり玄米にしたことで疲れにくくなったことを誰もが実感したのです。そこで私は、その後も人体実験のように食事の改善を続けて、玄米菜食と適度な塩分を摂取することが頭脳作業向きの健康的な食事であることを知りました。

人間はもともと草食動物です。その証拠に腸は大変長く、歯は穀物や野菜を食べやすいように、臼歯や門歯が発達しています。

高沼　腸の長さで言うと、ライオンや狼、猫などの肉食動物の腸は体長の約4倍。一方、馬のような草食動物では、体長の約10倍もあります。農耕民族である私たちの腸はさらに長く、体長の12倍に及びます。

また、肉食獣の唾液は酸性ですが、人間の唾液は弱アルカリ性です。これらの事実はすべて、私たち人間が肉食をするのがいかに不自然なことかを物語っています。

森下 肉食をしている人は、必ず肝臓と腎臓が悪くなり、自律神経の機能も大幅にくるってしまいます。それは胃腸と肝臓が特に密接な関係をもっていて、胃腸が弱くなる条件下では、肝臓も多かれ少なかれ障害を起こしているからです。消化という作業は、胃腸には大きな負担をかけています。ただでさえ負担がかかるのですから、肉食をすれば、胃腸への負担はその何倍もかかってくるでしょう。

肉のタンパク質というのは、体の中に入ってそのままタンパク質になるのではなく、いったん炭水化物に還元されて、改めて本人のタンパク質に作り変えられます。本来ならば必要のない「炭水化物への還元」という作業を負わされた肉食者の体は、胃腸機能が低下し、同時に肝障害を招くのです。

高沼 「炭水化物をタンパク質に転換させる」というのは、どのような意味ですか？

森下 そうですね。「肉を食べなければ、どのようにして消耗する体のタンパク質を補うのか?」という疑問を持たれる方は多いものです。それを説明するためにお聞きしたいのですが、現代栄養学で三大栄養素と言われている、炭水化物、タンパク質、脂肪というのは、本当にまったく別の物質なのでしょうか。

私の考えでは、これらの3つの栄養素は異なる物質ではなく、「ある連続する物質の状態」を表している……たとえば水、水蒸気、氷のように、異なる活動状態を意味しているものと認識しています。

高沼 それは非常に興味深いです。詳しくお聞かせください。

森下 ご存知のように、生命活動というのは、タンパク質を土台に営まれています。しかし、タンパク質は最初から最後までタンパク質かというとそうではありません。わかりやすく言えば、炭水化物は体内でタンパク質となる前段階、前タンパク質の状態にあるわけです。それだからこそ牛や象などの草食動物は、草の炭水化物をタンパク質につくり変えながらあの巨体を形成しているのです。

一方、脂肪は生命活動の休息を意味する状態にあります。動物体内の脂肪組織も、植物種子に含まれる脂肪分も、そこでは、生命活動が来るべき時期に備えて休息をとっているのです。時期がくれば、脂肪は再びタンパク質に戻り、生命活動を再開します。つまり、脂肪とはタンパク質の後段階、後タンパク質と言えるわけです。そのため、当然「炭水化物でもタンパク質でもない物質」「タンパク質とも脂肪とも言える物質」というのも存在します。

我々は穀物から炭水化物を摂るだけでも生きられます。なぜなら、体に取り入れた炭水化物は、タンパク質となり、脂肪となり、さらに脂肪がタンパク質となって自由自在に変転し、移行し合っているからです。本来、自然というのはこうした連続的なものであり、それを狭い視野で見ているから、物質の全体の姿が捉えられないだけの話なのです。

しかし、そこに肉が入ってくると、それがスムーズに消化吸収されないために、腸内では異常発酵が起こり、老廃物や毒素が大量に発生します。これがすべて排泄されれば問題はないのですが、腸壁から吸収されて血液に入り込んでしまうと、血液は酸毒化してしまいます。

高沼　それによって腎臓や肝臓に負担がかかり、ミネラルやビタミンが余分に消費されてしまう。これでは、栄養素の欠乏をきたしてしまいますね。

森下　特に女性は、炭水化物をタンパク質に転換させ、そこから脂肪化する働きが男性よりも強く、本来ならほとんど植物性の食物だけでも健康が保たれるはずなのです。それにもかかわらず肉食を続けていると、当然、生理機能も精神活動も低下していきます。

しかも、やっかいなことに母親の肉食過剰は、その子どもにも影響を与えてしまいます。肉食は母体だけでなく子どもにも早熟・早老を促し、生殖期間を短縮させてしまうし、生殖細胞そのものの活力を衰えさせます。また、子どもに動物性タンパク質を豊富に与えていると、生体が本来持っている炭水化物をタンパク質に転換させる働きが弱くなってしまいます。

高沼　母親が肉を食べ続けていると、お子さんにまで影響が出てしまうことをどれだけの人が意識しているでしょうか。妊婦さんでも、病院から指示される「尿タンパク」「尿糖」、そして「体重制限」のことばかりに意識が向いてしまっているのが現状です。

森下　私たちの内臓は、臓と腑に分かれていて、五臓六腑という言い方をしています。臓というのは中身が詰まっている臓器で、たとえば、肝臓、腎臓、心臓などを指します。

これに対し腑というのは、中が空洞になっている臓器のこと。肺や胃、腸がこれにあたりますが、腑という漢字の肉月が中に入ると、「腐る」という漢字になります。もともと穀菜食性の動物である人間は、肉を完全に消化する機能を持ち合わせていませんから、うまく消化できずに異常発酵で腐敗現象が起こりやすいのです。母親となるのであれば、そのことをしっかりと知っておく必要があります。

高沼 そうして腐敗した肉の毒素は、腸に溜まってしまいます。昨今は腸管免疫が注目されるようになり、少しずつその認識は広まっているようにおもいます。改めて説明しますと、腸には全身の免疫を司る70～80%にものぼる免疫細胞が存在することがわかっています。この免疫を活性化するか否かは、善玉細菌が多いか少ないかによって決まります。肉を食べることで腸内に腐敗物が堆積すると、免疫機能は下がり、さまざまな病気に罹りやすくなってしまいます。

森下先生は、肉や乳製品が積極的に推奨され続けている時代から、健康になるには食生活こそ改善すべきであると説かれていました。あの時代に、そのように唱えることがどれほど勇気のいることだったのかとお察しします。

しかし、医学の進歩に伴い、今になって先生の理論が正しかったことが証明されてきていますね。

森下　私は、早くから植物の研究をしてきましたから。他の多くの人は、そんなことを意識する機会もなかったのかもしれませんね。

人は植物によって生かされています。植物の緑、即ち葉緑素は成長であり、繁栄であり、健康であり、平和であり、そして赤い血の根源です。植物の炭水化物は体内でタンパク質に変わり、私たちは、植物から生きる力の元となる生命エネルギーをもらって生きている。ということを忘れてはいけませんよ。

高沼　「動物性食品の中に含まれている栄養素で、植物から十分に得られないような栄養は何もない」というのは、栄養とがんの研究をされている専門家、コリン・キャンベル医学博士もおっしゃっていました。植物性食品は動物性食品よりもはるかに多くの抗酸化物質や食物繊維、ミネラルを含んでいます。

森下　昔の話になりますが、神奈川県の座間市にニジマスの養殖場がありました。そこは山だったのですが、いくつかの大型プールを設置して、ニジマスを小学校の学年別のように大きさごとに分けて別々のプールで養殖していました。

ある日、その養殖所から連絡が入り、「どうも小さなニジマスのプールで病気が多発しているから診て欲しい」と言うわけです。私が顕微鏡を持って現地に行くと、一番小さなニジマスのプールで大量の魚が腹を上にして浮かんでいました。腹を開けてみると、みな肝臓が腫れ上がっていました。すぐに血液を調べたところ、異常な白血病細胞が見つかりました。つまり、白血病だったわけです。原因を訊かれたのでエサを見てみたいと伝えると、そこでは何と、大型魚のマグロやブリなどの頭や骨、そして内臓などの粉砕・加熱エキス分を餌として与えていることがわかりました。食物連鎖を無視して、ニジマスにより大型の魚をエサにして与えていたわけです。ニジマス一年生は濃厚なタンパク飼料に耐えられず肝臓肥大症から白血病へと病気を進行させたのです。

そこで私は、山に自生する雑草を採ってきて、これに小麦粉を加えて粉砕機でパウダー状にしたものを、全体の2〜3割に抑えたこれまでの飼料に混ぜ合わせて与えました。すると、それだけのことでニジマスはたった一匹も死ななくなったのです。本来ニジマスは、イクラやブドウ虫、クチボソなどの自分よりも小さな小魚を餌にします。この実話は、食物連鎖を無視した食生活の怖さを物語っているのです。

高沼　小さな魚だと、如実にその害が現れるのですね。

では逆に、先生がご研究されている長寿郷の方たちの食生活とは、どのようなものだったのですか？

森下　私がお会いしたコーカサス、パミール、そして新疆《しんきょう》（現在の新疆ウイグル自治区に設置された行政区画）に住む130～150歳のご長寿者の方々は、いずれも穀物、菜食中心の肉なし食で生活されていました。しかも140歳代の数人の方々の血圧は、最高で340もありました。

高沼　340ですか！　現在は、上が140以上になると病院では高血圧だとされています。信じられませんね。

森下　私たちは勘違いしているのでしょうが、血圧というものは、高いことが問題なのではありません。その血圧に耐えられるような強い血管を持っていないことこそが問題なのです。

人間の体の機能も生理現象も、すべて草食向きにつくられています。タロイモしか食べないニューギニアの高地人やトンガの人々が立派な筋肉を持っているのは、炭水化物からタンパク質が合成される何よりの証拠です。

高沼　ゴリラだって、果物ばかりを食べていますが、あれほどの筋肉を維持できていますものね。肉を食べなければ筋肉が作られないなんていうのは、私もおかしな考えだとおもいます。

しかもそれは、肉だけではありません。先ほども少し触れましたが、牛乳についてはいかがですか？

●牛乳の害●

森下　お茶の水クリニックに来られる白血病の患者さんは、例外なしに大量の牛乳を飲んでいました。しかし、今でも学校給食は現代栄養学の牛乳信仰を無批判に受け入れています。その結果、体位は向上しましたが、骨折しやすい、体力の弱い子どもができてしまいました。アレルギー体質も増えています。影響はそれだけではありません。集中力のない、すぐカッとする子ども、いわゆる「キレやすい」子どもたちが増えているのも、元を正せば食事に原因があるのです。

特に新生児用ミルクの危険は大きいですね。牛乳に含まれるタンパク質の大部分は人体に不要のカゼインで、アレルギー反応を引き起こしてしまいます。また、ミネラルの組成も人体向きではなく、乳幼児が飲むと、水分・電解質代謝の混乱が起こり、水ぶくれ状態になったり、歯や骨がもろくなったりする。それに加えて一般で市販されている牛乳は、ウルトラプロセス法という高熱殺菌処理をしているため、タンパク質に変性が起きて、乳糖はもはや乳酸菌を繁殖させる力を失っています。これでは、何のために飲むのかわからない。カルシウムならば、海藻類や小さな魚介の方が良質で量も多く、牛乳を飲まなければならない理由などまったく見当たりません。

高沼　牛乳のカルシウムは、私たちの体には吸収されにくいものです。しかし、そうした事実はさまざまな理由で公にはされません。緑葉色野菜の方が牛乳よりもずっとカルシウムの含有量が多く、しかも体にも吸収されやすいですよね。その代表ともいえる野菜が小松菜や大根菜です。

森下　ただ、肉食民族である欧米人が牛乳を愛用してきたことには、それなりの理由があるのです。

肉食をすると、乳酸菌などの有益な腸内細菌が消えて、有害な細菌が増えてきます。これを解消するには、現在の殺菌牛乳ではない生の牛乳を飲む必要があったのです。また、肉食につきものの白砂糖などを摂り続けていると、腸の組織がゆるみ、便秘がちになる。それを緩和するには、緩下作用のある牛乳が好まれるようになったのかもしれません。しかし、それはあくまでも日本人以外の話です。

私は1955年、日本における自然食運動を立ち上げました。この運動が異色に見えたことには、それなりの理由があります。それは1954年7月、アイゼンハワー大統領下の米国議会を「PL480法案」が通過した。という情報に、われわれ「戦後復興促進同志会」とでもいうべき集団が色めき立ちました。なぜならこの「PL480法案」という案件の内容は、表看板が「米国内余剰穀物処理法」でしたが、その実「日本人肉食人種化計画案」であることが、ある情報通から知らされていたからです。

当時、私は大学の血液生理学教室在籍5年目で、ライフワークである「食物と血液と癌」の研究に没頭中でした。大学・研究室に住み込み研究中の身ながら、この同志会には時折顔を出していました。

この同志会で「PL480法案」対策としての具体案が練られている最中、「日本人が肉食人種化するとどんな変化が起こり得るのか、森下の意見を聞こう」との成り行きで、私は実験研究中のデータを一部整理して同志たちに説明することになったのでした。

1977年、米国上院マクガバン報告でも裏付けられることになった話ですが、1950~55年頃の私の研究室でも既に「米飯・野菜・魚食」が「パン・牛乳・肉食」よりも、がん・慢性病対策としては数段優れていることが判明していました。そしてそれを同志会に図表で解説しました。

全員、これで行こう！　ということになり、戦後最大の自然食運動が立ち上げられることに。私は、日曜・祭日返上、東京近郊では1日3回の講演会の全国遊説がはじまったのです。その結果、自然食品店舗800軒、会員数約100万人の運動に達したのでした。

●健康の土台をつくる食事法●

高沼　森下先生が提唱されている具体的な食事療法は、以下になります。

①玄米・雑穀ご飯を主食にする。
②咀嚼を徹底的に行う。
③梅干し、たくあん、味噌汁など塩分摂取を重視する。
④体質・病態に合った補強食品を補う。
⑤病状に合った薬草茶をお茶代わりに常用する。

この中でも、特に未精白食品を摂ることを強く推奨されていますね。

森下　先ほどもお話しましたが、主食が正しく摂れているかどうかによって、慢性病の治療効果は決定されるのです。その意味において、玄米は非常に重要です。ただし、玄米100％にするのではなく、はとむぎや丸麦、粟、小豆などの雑穀を加えた「玄米・雑穀ごはん」にする方が望ましい。これによって、基礎体力や抵抗力を一層高めることができます。

そして、それらはよく噛んで食べることとです。自然治癒力を増強するということは、言い換えれば体にスタミナをつけていくことです。スタミナ増強の中心となるのは、腸壁の体タンパク合成力を強化すること。しっかりとした体細胞はこうしてつくられます。それにはしっかりと咀嚼する必要があります。

そのような身体細胞が体の組織臓器を構成するようになれば、組織活動は活発になり、内臓機能が強化されて、基礎体力は必然的に増強します。その点においても、玄米は最高のスタミナ食なのです。

最近では、若い人たちの精力減退が問題視されていますが、その場合もやはり玄米は最適だと言えます。玄米には、生殖機能を正常に保つビタミンEが豊富に含まれており、性的不能や精力減退などの性機能障害の解消にも役立ちます。しかも、玄米の有効成分がスタミナそのものを強化するので、まさに本物の強精効果があるのです。

高沼　何を食べるかとともに、どう食べるのかも重要ですね。玄米1口につき100回咀嚼するなどは、私もこれまで実践してきました。それ以外でも、梅干し、たくあん、味噌汁なども常食しています。

日常の食事が命をつくる

森下　梅干し、たくあん、味噌汁などは、効果的な塩分補強食品であり、それ自体に多彩なミネラルが含まれています。また、梅干しに含まれるクエン酸は、弱っている胃を助けて胃液の分泌を促し、消化力を高めたり、腸内の異常発酵を抑えて食中毒を防止したりします。また、糠と塩で長い期間熟成させてつくられるたくあんには、体の冷えをとり、腸内環境を改善して、腸絨毛での造血力を大いに高める作用もあります。それらに、乳酸菌の含有量で乳酸菌飲料をはるかに凌ぐ味噌汁を合わせれば、生命力は確実に高まるでしょう。

また、食肉が体内で炭水化物に還元される過程においては、酵素がなくてはなりません。つまり、肉食をしている人ほど酵素が必要になるのです。この酵素が極端に少なく、肉が炭水化物に完全に還元されなければ、食肉は腸内で腐敗してしまいます。ひと昔前であれば、味噌、醤油、納豆、甘酒などに良質の酵素が含まれていたため、多少肉を食べても害は少なかったのですが、現在は、良質の酵素が得られなくなったために、肉食によって毒素や病原菌がこしらえられたりして体にトラブルを起こすようになりました。だからこそ、なおさら肉食を避ける必要に迫られているのです。

また、炭水化物がタンパク質になる過程には、副腎皮質ホルモンが必要です。副腎皮質ホルモンを分泌するには大いに体を動かし、とくに体を曲げたりする腹部に刺激が加わる運動が必要です。さらに、タンパクから赤血球ができる過程には、ビタミン・ミネラル・ビタミンB_{12}・葉酸といったものも必要となります。これをどのように摂取すれば良いかというと、未精製の食品をそのままの状態で用いればいいのです。米ならば「玄米を白米に精白する」ときに削られる糠や、砂糖ならば「黒砂糖が白砂糖に精製される」ときに削られてしまう黒糖蜜を捨てずに摂ることです。

高沼　一物全体ですね。

体質・病態に合った補強食品を補う

高沼　4番目の、体質・病態に合った補強食品というのはいかがですか？　お茶の水クリニックでの食事指導では、この補強食品を活用されているのですよね。

森下　補強食品は、体質的欠陥を効果的に補ったり、公害物質の排泄を促したりする効果がある食品です。玄米菜食を実践した上で体質に合った補強食品を補うことで、食生活は完璧なものとなります。また、これまでの邪食によって発生した細胞生理学的な欠陥を埋め合わせるためにも不可欠です。

しかし、多くの人々は、自分自身の体質を考えることもなしにニンニクが効くと聞けばニンニクを一度に大量に摂り、乳酸菌が有効と聞くとたちまち乳酸菌の愛好者になる。メディアに踊らされて、店頭からは一時的にそうした特定食品が消えてしまうという現象が繰り返されています。しかし、大切なことは健康食品を食べることではなく、自分の体質に合うものを見つけることなのです。たとえば、朝鮮人参が合う人はニンニクは合わないし、ニンニクが合う人は朝鮮人参は合わないといったケースもあります。そのほかの補強食品にも同じことが言えるのです。

私たち日本人にとって食生活のベースとすべきものは、穀物、野菜、豆乳などの大豆製品、本物の調味料、木の実などの間食、発酵食品です。このように、正しい食事に切り替えるだけでも、自然治癒力の増強は図れます。しかし、より効率良く、速やかに増強させるには、健康補強食品を摂る必要があるでしょう。

当クリニックで処方している具体的な補強食品は、高麗人参、胚芽、葉緑素、ビタミンA、霊芝、ローヤルゼリー、酵素などです。

●ミツバチ花粉という最強の健康補強食品●

高沼　健康補強食品のお話が出たので以前からお聞きしたかったのですが、先生は若返りの秘密兵器として、花粉を挙げられています。その理由をお聞かせくださいますか？

森下　加齢現象はある年齢に達すると、魅力ではなく、暗い雰囲気となって敬遠されるものになります。しかし、加齢現象の水準をはるかに超えるレベルの皮膚や髪の色つや、目の輝き、物言いや動作の機敏さとスマートさを生み出す人もいるわけです。そういう人は、それだけ効率良く内臓機能のレベルアップを図り、基礎体力が充実しています。そのハツラツとした生理機能を実現させてくれる秘密兵器こそ、花粉なのです。

花粉というと、真っ先に花粉症を思い浮かべる人もいるかもしれませんが、私が言っているのは、ミツバチ花粉のことです。花粉症の原因となるのは風媒花粉であり、ミツバチが運んでいるのはそれとは異質の虫媒花粉です。ミツバチ花粉は花粉症とは無縁であるばかりか、アレルギー体質の改善を促し、花粉症を解消する効果があるのです。

みなさんも、はちみつやローヤルゼリー、プロポリスがめざましい薬効を持っていることはご存知だとおもいます。それらの薬効の多くは、実は花粉に由来していると言っても過言ではありません。ミツバチが花粉をたっぷりと食べることによって、それらにも花粉が混ざりこ込んでいるのです。

花粉を常食していると、生命エネルギーが高まり活力があふれてきます。そうした食品だけに若返りの効果も大きく、ミツバチ花粉を常食し続けている人たちに共通した感想は、気力が高まる、肌のハリが増す、体の内側から充実感を覚えるというものです。実際、ミツバチ花粉には、粗タンパク質、類脂肪、ビタミンA、B_1、B_2、B_6、C、D、E、ニコチン酸、葉酸、パントテン酸、カリウム、銅、カルシウム、マグネシウム、鉄、ケイ素、硫黄《いおう》、マンガン、各種酵素が含まれています。因みに氣能値は93・5です。

高沼　おっしゃるとおり、ミツバチ花粉には植物の生殖細胞として、次の世代を生み出す良質な栄養素がバランスよく含まれています。私たちの体内では合成することのできない8種類の必須アミノ酸をはじめ、各種ビタミン、ミネラルが多種類含まれていますよね。

私がなぜ花粉についてお訊ねしたかというと、実は、アロエベラジュースの飲用者の中には、ミツバチ花粉を併用して飲みはじめた途端にすこぶる体調が回復し、より良い効果が実感できたという人が少なくないからです。

森下　それはきっと、生殖機能を持たないアロエベラに、花粉という生殖物質そのものが加わることで起こる相互作用のためだとおもいます。たとえばアロエベラが拡散だとするならば、花粉にはそれを補う収斂《しゅうれん》（収縮）の作用があり、その二つが合わさることで、より完璧な成果が表面化してくるということは当然あり得るでしょうね。

高沼　なるほど。しかも、ミツバチ花粉は脳の働きに作用しているようで、受験生などにはとりわけ歓迎されています。アロエベラがもちろん基本としてあり、あくまでもその上での飲用に限りますが、多い人ではかなりの量を飲んで勉強に励んでいます。そして、それによって発達障害だと言われていたにもかかわらず、集中力が増し、難関校に受かったなどの報告を受けています。

森下　ミツバチ花粉は、現代社会における生活全般の不自然さという厳しい条件をクリアにするための、第一級の天然強壮剤です。しかも、それだけではない。実はミツバチ花粉には、脳・神経系の働きを正常化する働きがあり、これにより、自律神経や内分泌腺の調節系を健全にするのです。

花粉粒は、花の花粉がミツバチの唾液によって団子状に丸められてできていますが、その唾液には類パロチンという神経系統を若返らせ、強くする因子が含まれています。ノイローゼや不定愁訴に優れた効き目があるということは、実際に言われていることです。

それに加えて、花粉に多く含まれるビタミンB群には、糖代謝をスムーズにし、脳・神経系の機能を正常にする働きがあります。これには、ビタミンCが副腎皮質の働きを強化し、抗ストレス作用を現すことも関係しています。

高沼　そうだったのですね。アロエベラとミツバチ花粉がこうも相性が良く、脳に働きかける理由がよくわかりました。ありがとうございます。

●病状に合った薬草茶を常用する●

高沼　あとは、5番目の薬草茶ですね。

森下　昔から日本人が好んで飲んでいる緑茶というのは、もともとは養生のために飲用されていました。疲労回復、精神の安定化、二日酔いの軽減、記憶力・判断力の賦活、解毒、殺菌、ビタミンCを補給したりなど、日本人は緑茶によって支えられてきた一面があるのです。ただ、近年は茶の質が変わり、日本人の体質も変化したために、緑茶の効用が活かされなくなってきました。

そこで私は、自然医学の理論に基づき、血液浄化に最も効果的なお茶を追求しました。薬とは違って日常的に飲用するものですから、無害であることはもちろん、持続して飲用しても薬効を生み出せるものでなければなりません。

いろいろと吟味した結果、実際に治療に用いている薬草茶は、主に柿の葉、クコ、ハブ、はまぢしゃ（ツルナ）、オオバコ、ヨモギ、裏白樫《うらじろがし》、ヒシの実、紅花、赤松葉、ケツメイシ、ドクダミなどの40種類となりました。

高沼　いくら薬効が高くても、手間がかかったり敬遠するような味だったりしては自然と手が伸びなくなってしまいますよね。常飲できなければ治療にはなりませんから、とても多くの中から厳選された40種類だったのでしょうね。

しかし、緑茶をとりまく環境が変わったように、戦後30年間で、多くの野菜の栄養分が変化してしまいました。その原因は、化学肥料や成長促進剤、農薬などの使用によって、土壌内の成分がすっかり変わってきてしまったことです。こうした影響をどう考え、どのように補っていくのかということは、私たち一人ひとりがこれから考えていかなければなりませんね。

●油の質を考え直す●

森下　さらに一つつけ加えるとするなら、今、気をつけるべきものは、特に油脂です。油に対する考え方は、ここ40年くらいで大きく変わりました。

油は脂肪酸によって構成されていますが、脂肪酸には、常温で固体になる飽和脂肪酸（肉・卵・牛乳など）と、常温で液体のままである不飽和脂肪酸（植物性脂肪や魚類など）があります。最近よく聞かれるようになったオメガ脂肪酸というのは不飽和脂肪酸に分類され、昭和30～40年くらいまでは、紅花油に代表されるオメガ6が良いとされてきました。しかし、これが血液を固まりやすくしたり、アレルギーを引き起こすエイコサノイドと呼ばれる一連のホルモンの原料となることがわかると、海外から批判を受けて下火になりました。そこで次に出てきたのがオメガ9、これにはオリーブ油などがあります。そして、今はまさにオメガ3の時代です。オメガ3は、エゴマ油や亜麻仁油、麻の実の油（ヘンプ油）、そして、魚の脂もこれにあたります。

日本人は、昔から魚をたくさん食べてきたために優秀な民族とされてきました。それが今になって、脂が良いということで魚が見直されるようになってきたわけです。

高沼　魚を食べることが、どうして優秀な日本人を育んできたとお考えですか？

森下　人間の脳は、水分を除くとおよそ半分くらいが脂質でできています。そしてそのうちの4～5％が、魚の脂に多く含まれているＤＨＡです。特に記憶を司る脳の海馬には、それ以外の部位の2倍以上のＤＨＡが存在しています。また、魚自体は陰性の体質を陽性にするのに役立ちます。

しかし、魚ならなんでもいいというわけではありません。魚介類を食べる上で一番注意しなければならないのは、丸ごと食べられる魚かどうかです。本来であれば、穀菜食の人間が魚介を摂る必要もなさそうなものですが、地球が誕生して以来、陸地が雨に洗われ続けていた結果、土壌中のミネラルの多くが海に流れ込んでしまいました。そのため、私たちが必要なミネラル分を確保するには、小型の魚介、海藻、塩分などが不可欠になるのです。しかし、そのミネラル分というのは、魚の皮や頭、尾、ヒレなどに集中しています。だから丸ごと食べられるものでなければ意味がないのです。手の平サイズのイワシ、シシャモ、ワカサギ、小エビ、小イカ、サヨリやえぼ鯛などの干魚でも良いでしょう。

●化学物質から身を守るには●

高沼　しかし、魚の生息する海洋はすっかり汚染されていますよね。東日本大震災で福島原発から大量の放射能が漏れ出してからというもの、日本に暮らす母親たちは、子どもを守るためさまざまな食品に神経を尖らせなければならなくなりました。

そんな中、実はアロエベラには、放射能に関するある研究結果があるのです。アロエベラに対する学問的研究が本格的に始まったのは、1952年から西太平洋のマーシャル諸島にあるビキニ環礁で行われた、人類最初の水素爆弾の実験がきっかけでした。このときには放射能を浴びてやけどを負った島民に、アメリカから治療薬としてアロエベラの生薬が空輸されました。その2年後、今度は日本漁船・第五福竜丸がビキニ島近くを航海中に死の灰を浴びることになるのですが、その際にもやはり、被害にあった船員たちの治療薬として、アロエベラが空輸されたのです。これをきっかけに、日本でもアロエベラが注目されるようになりました。

米国ロス・アラモス研究所は1953年、放射能による諸症状に対するアロエベラの効果を発表し、アロエベラが放射線によるやけどに著しい効果を示すことがわかりました。さらにその数年後、当時、防衛庁主任研究員だった添田百枝博士らが、アロエウルシンと命名された化合物をキダチアロエから分離し、人体細胞が壊死したところに新たな細胞を賦活させる主要因子になっていると発表しました。

ここでの報告は主にやけどによるものですが、アロエベラと放射能について、森下先生はどのように考えられますか？

森下　アロエベラという植物は、放射能によって体内に派生する毒素に対しても、同様の有用性を発揮することが期待されます。これには、アロエベラの持つ〝氣〟が大いに関係しているのです。

〝氣〟と呼び慣わされている「生命エネルギー」は、「経絡造血」に関与することで、整体機能の活性化に目覚ましい効果をあげています。氣が生体に取り込まれると、まず、チューブリン微小管をつくりあげます。この微小管や経絡内に存在するソマチッドは、氣のエネルギーの作用により互いに融合成大してリンパ球となり、さらに赤血球に成長します。なお、以上の変化過程でチューブリン微小管の壁の様相も変化します。リンパ球ができた時点ではリンパ管に、また赤血球が誕生した時点で血管に発展していきます。

いずれにしても、微小管↓経絡管↓リンパ管↓血管の脈管組織内でリンパ球や赤血球が生まれるわけですから、「経絡造血が行われている」と考えられます。体内に取り込まれた氣は、この経絡造血の活性・増進を促すことで、生理機能を活性化してくれます。アロエベラが多様な生理的効果を発揮してくれるのも、この経絡造血の働きと結びついているはずですよ。

高沼 そもそも、有害物質というのは、体内ではどのような影響を及ぼしているとお考えですか？

森下　放射能を含む公害物質は、老化を促進する活性酸素を体内で大量発生させる要因の一つです。活性酸素は生体膜を破壊し、酵素タンパクを不活性化させ、細胞の主要成分であるＲＮＡやＤＮＡを破壊します。ある程度ならばウィルスを攻撃するなど有益に働くこともあるのですが、必要以上に大量発生すると、健康な体細胞まで痛めつけることになってしまう。細胞を溶かしたり、血管を硬変させたり、メラニンを異常形成したり、臓器に異常刺激を与えたりして、その結果、循環障害や膠原病、さまざまな皮膚障害なども引き起こすことになります。

また、活性酸素はコレステロールと結びつくことで過酸化脂質を生み、脳卒中や心筋梗塞、白内障などの成人病を引き起こしやすくして、ひいては老化の異常亢進や発がんを起こすようになります。

そうならないためには、何より過食や血流障害を防ぐ必要があります。農薬、洗剤、排気ガス、アスファルト、放射性物質、各種廃棄物、薬剤、食品添加物などの生体異物となって生理機能をかき乱す要素となる化学合成物質を、速やかに体から排出することです。人体にとって有害なものは体内ではすべて肝臓で処理されており、その代謝処理の過程で、活性酸素は大量に生み出されてしまいます。そのため文明社会に生きるわれわれが公害問題を考えるときには、生理的次元での公害対策が欠かせません。その点において、すばらしい威力を発揮してくれるのが、海藻です。

海藻は、活性酸素の消去に役立つ微量元素を含んだ、人体に必要なミネラルの一切を高密度に備えている総合ミネラル食品と言えます。

高沼 アロエベラにも、微量栄養素やミネラルが豊富に含まれています。

森下 アロエベラの可能性には目を見張らせるものがありますねぇ。

ミネラルが欠乏すると、抵抗力を減退させて病気にかかりやすくなり、いったん発病するとなかなか治らない。心情的にも動揺しやすくなり、イライラして怒りっぽくなって、ノイローゼを引き起こしたりします。

海藻には微量元素のほかにも、カルシウムやヨードがたっぷりと含まれています。ヨードは甲状腺ホルモンの主要成分で、甲状腺ホルモンは、全身の新陳代謝と密接に関連しています。毎日の献立に、欠かさず加えるべき食品でしょう。

ストレスと健康

高沼　これまで私が申し上げてきた、「効果的な栄養摂取」「化学物質からの防衛」に加えて、最後に重視しているのが「プラス思考」の実践です。先ほど先生がおっしゃられていたストレスというのも、活性酸素を生み出す要因かとおもいます。

本当の健康には、この「プラス思考の実践」が欠かせないのではないかと思っています。実際、私が入院していた代替療法を実践するゲルソン病院やコントレラス病院でも、潜在意識を活用したプラス思考などのプログラムを実践していました。

森下　現代人は、本当にさまざまなストレスにさらされています。ストレスの量そのものも増えているし、その性状も多岐に渡っている。ストレスとの対峙は不可欠なものとなりました。

高沼　先生も、そうしたストレスを除去する方法などを患者さんに実践されることがあるのですか？

森下　ストレス対策はきわめて重要なことですからね。

ストレス過多が老化を促進させ、発病促進につながるのは、生体の防衛にあたっている脳・自律神経・内分泌系統に異常緊張が招かれる結果、機能亢進、次いで機能減退といった一連の反応が起きて、体全体の働きが弱まってしまうからです。それにはストレスへの抵抗力そのものを高めておく必要があります。

具体的には、「脳の視床下部」「自律神経系」「副腎機能」といった、一連のストレス防御系の機能を高めることです。そこでおおいに役立つ物の一つが、「高麗人参」です。

高麗人参には、体の抵抗力を高める働きがあり、それがストレスの解消を図るように働くと考えられています。とくに副腎皮質にビタミンCなどの有効成分を送り込み、抗ストレス・ホルモンである副腎皮質ホルモンの分泌を高めこともわかっています。また、高麗人参には特有の成分組成があり、その作用が総合されて、自然治癒力そのものを増強し、防御力を一段と高めてくれます。まだまだそれ以外にも多くの作用があるのですよ。

●取り入れるべき離乳食のメニューとは●

高沼　これまでさまざまな「食べもの」についてお話してきましたが、私は、本当にお子さんが欲しいのであれば、女性なら初潮がきた段階で、次の世代を産むための体づくりをする必要があるとおもっています。ただ、私のように病気でどうにもならない状況であればまだしも、健康な若い人たちに、これまでのジャンクフードやスナック菓子、コンビニのお弁当などをやめて玄米菜食をお勧めしても、なかなか食生活までは変えられないだろうとおもいます。

森下　そうでしょうね。

高沼　ただ、アロエベラジュースの飲用者の多くが、飲用を始めて2~3ヵ月くらいで、「肉やチョコレートなどが自然と欲しくならなくなる」ということを言っています。それはお子さんも同じで、飲み始めてしばらくすると偏食がなくなったり、行動にも落ち着きが出たりして、すごく育てやすい子になると言うのです。しかも、生まれてからも、体に良いものだということがわかっているのか、ものすごく貪欲にアロエベラジュースを要求してくるのです。

森下 食の嗜好が変わるというのは、体の新陳代謝のモードそのものが変わってくるから当然のことです。すでに体のモードは変わり、自主的に、体が向かおうとしている方向に反する食べものを拒絶する状態になっているのです。

それは玄米菜食でも同じで、本来であれば、一度はじめてしまいさえすれば嗜好などは後からついてくるものです。アロエベラも同様に考えられるのだとおもいますよ。

高沼 ただ、自然食を実践するにあたって、母乳で育っている間のお子さんであれば、母親が穀物菜食を実践し、アロエベラやミツバチ花粉などを常食することでお子さんにも栄養が行き渡ります。しかし、離乳食がはじまると、通常の玄米や梅干し、たくあんなどは消化に負担がかかってしまいますよね。どのような離乳食メニューが良いのでしょうか?

森下 その場合には、玄米クリームや玄米を土鍋で炊いてすりつぶしたものを中心に与えると良いでしょう。それに、豆腐の味噌和えや味噌汁、煮物などをおかずとして加えます。以下を参考にしてください。

森下自然医学の離乳食メニュー（生後8ヶ月頃）

「朝食」

・**玄米クリーム**・・・土鍋で炊いた玄米を裏漉しして、ペースト状にしたもの。ミキサーやバーミックスは、食品を酸化させるので使用しないでください。これに、黒砂糖か塩を少々加えます。

・**果物**・・・すりつぶしたリンゴ、またはリンゴジュース（果汁100％の有機、または無農薬の原料を使用したもの）。ドライにしたプラムなど。

「昼食」

・**玄米**・・・土鍋で炊いた玄米をすりこぎなどですりつぶします。玄米クリームでも可。

・**味噌汁**・・・味噌は大人と同量か、それよりも少し薄いくらいの量が目安。天然醸造のものを使用します。具は、旬の素材をみじん切りにして入れます。

・**豆腐の味噌和え**・・・一度煮た豆腐を水切りし、豆腐1／6丁に対し小さじ半分の味噌を加えてすりつぶします。

・**ニンジン・麩・うずらの卵（有精卵）の煮物**・・・ニンジンはすりおろし、出汁を加えて加熱し、具材が柔らかくなったらうずらの卵を溶き入れます。

・**胚芽**・・・大さじ1の小麦胚芽、または玄米胚芽の粉末に水を加え、どろどろの液状にして飲ませます。

「夕食」

・**玄米**・・・土鍋で炊いた玄米をすりこぎなどですりつぶします。玄米クリームでも可。

・**小松菜と麩の炒めもの**・・・油を使用せずに炒めましょう。

・**しらすの煮物**・・・醤油だけでシンプルに煮ます。

・**味噌汁**・・・味噌は大人と同量か、それよりも少し薄いくらいの量が目安。天然醸造のものを使用します。適塩の昆布茶を足しましょう。

「おやつ」

・さつまいもとりんご煮、果物のジュース（果汁１００％の有機、または無農薬のもの）、黒糖入りの豆乳等。

●断食と新陳代謝●

高沼　この本を手に取られた読者の中には、より良い子育てを望まれている方だけでなく、不妊や出産、育児などに悩まれている方も多くおられるとおもいます。しかし私は、これまで不妊治療をずっとしていたお母さんが、アロエベラジュースを飲みはじめてから妊娠し、お子さんを出産された例も数え切れないほど見てきました。

一方、こうした現象は、断食道場などに参加された方からもよくお聞きします。やはり、余計なものを食べるくらいであれば、食べない方がよっぽどましだということなのでしょうか。

森下　得てして人は、食べなければ動けないと考えていますよね。それは、ガソリンがないと走ることのできない車に喩えられています。しかし、それは違います。私たちは本当にたくさんのエネルギーが与えられて、生かされてここにいるのです。そしてその一つが生命エネルギー、いわゆる氣なのです。植物だって太陽の光と水だけで生きています。

人間も次元の高い植物に近づいていくと変化は自ずと訪れるものです。

高沼　それに、酷使されている内臓を適度に休ませるという意味でも、断食は有効です。

森下　そうですね。私たちの内臓は、生まれてこのかた一度の休養日すらもらっていません。それどころか、何十年もの間、食べ物や飲み物を絶え間なく放り込まれて酷使されています。

私は、これまで数百人の患者さんに断食を勧めてきました。雑誌などの対談があって、相手が断食を1ヵ月してきたと聞けば、私もそれに合わせて3週間は断食をしてから臨みます。そうでなければ、相手と同じ次元では話せないとおもっているからです。

そうしたこれまでの患者さんのデータや私自身が実践してきた結果から言えることは、人間の体は細胞からできており、その細胞は血液でできているということです。細胞の異常は血液が悪いためで、断食はその異常細胞を血液に戻し、他の排出物と一緒に体の外に出してしまうのです。病的な異常細胞の大掃除をして、体の外に放り出してしまう。排出されるものの中には、精神病、がん、アレルギー疾患、動脈硬化、血管心臓病などの病因物質も含まれています。不妊の原因などももちろんのことです。

健康な細胞も多少は分解するため、断食中は一時的に体力が衰え、立っているのがやっとという状態になることもあります。しかし、断食後は以前よりもすこぶる健康で、病気に対する抵抗力も強くなっているのです。

断食は、体内毒素の分解・掃除をするのです。これは、どんな名医の手にかかるよりも、どんな名薬を飲むよりも、人間の体にぴったりと合います。

断食後、初めて口にする玄米の重湯はとりわけおいしいものです。なぜなら、一定期間の断食で舌がこれまでの狂った味覚をすべて忘れ、いわば赤ん坊のような状態になるからです。この機会に、食生活をこれまでの「白米・肉」中心から、「玄米・野菜」中心の自然食に切り替えることは、比較的簡単にできるものです。

高沼　つまり断食は体を浄化し、味覚をリセットする役割があるということなのですね。

森下　はい。新陳代謝というのは、同化作用と異化作用によって起こります。同化作用とは、炭水化物がアンモニアなどの無機窒素化合物と合成することで、アミノ酸やタンパク質などの有機窒素化合物となること。玄米を食べて筋肉をつくることもこれにあたります。

また、異化作用とはこれとは逆に、体細胞の赤血球への逆戻り、体内毒素、即ち食毒・薬毒・老廃産物などの排毒作用が促進される方向性の代謝です。複雑な物をいくつかの簡単な物に分解してエネルギーを生み出すこと。つまり、断食がこれにあたります。

断食をして体内への食物摂取量がうんと少なくなると、新陳代謝の同化作用より、異化作用が断然高まります。通常であれば、ここで玄米を食べはじめると同化作用がはじまるようにおもうのでしょうが、私は、玄米菜食であれば、食べながらにして異化作用を継続できることを実験的に証明しています。表面的には食べるということだから同化作用におもえるけれども、実際には玄米菜食は異化作用を進行させているわけです。

高沼　玄米菜食なら、食べながらにして断食状態を維持できるということですね。

森下　そのとおりです。みなさんは、私が玄米食を勧めてきた理由を勘違いしておられます。単に栄養分析的に良いから、というだけではないのです。玄米の本当の価値というのは新陳代謝を変革する、つまり、同化を異化作用に変えるための食事法であるという点にあるのです。どういうことかというと、同化作用というのは、食べものの栄養を吸収するのと同時に、食べものの中の有害成分まで吸収してしまいます。それが、病気を招く原因となっている。だから異化作用を行い、有害成分などを分解し、排毒しなければならないわけです。断食をすると、体の中からどんどん有害成分が出ていきます。がんなどの病気が治るというのも、異化作用が活発になり、有害成分が体外に排出されることによって起こるわけです。

高沼　断食とは人の体を浄化モードにするきっかけであり、そこから玄米菜食を継続することで、その浄化モードは維持され続けるのですね。

森下　今は、食べない人たちという方々、つまり〝不食〟の方が一部にはおられますが、95％の人たちは、食べない断食を2～3ヵ月も続けると亡くなってしまいます。そこで、どうにか体を異化作用にしたまま継続できる食事法がないかと実験研究をして、玄米菜食があることに気がつきました。

だから、栄養を摂るために玄米を食べるという話とは、まったく逆の話になるわけです。玄米菜食を続けていてもある時点まで体重は減ります。それは、体が異化作用になっているからです。

私たちの大学研究室における発見は、体が異化作用に傾くと、真っ先に消えていくのはがん細胞だということでした。森下自然医学理論では、赤血球とリンパ球が寄り集まってがん細胞に変わっていく。しかし、そこで異化作用が始まり、有害物質の体外排出が始まると、第一にがん細胞は、赤血球やリンパ球に逆戻りする。逆戻りをするということは、がん細胞がなくなるということです。私が今まで「がん撲滅」「がん細胞破壊」などの表現を用いず、それこそ半世紀にわたって「消がん」の言葉を採用し続けてきたのも、この「がん細胞の赤血球への逆戻り現象」を意識してのことでした。子宮がんなどは、治癒する過程で洗面器一杯分くらいの出血があります。レバーのような塊が出てきて大抵の人は驚きますが、それは異化作用によるがん消滅のお祝いですよ。

高沼　先生は、アロエベラが異化作用と同化作用のどちらに働きかけるとおもわれますか？

森下　アロエベラは、新陳代謝全体を促進させるものだとおもいます。もともと新陳代謝が停滞している場所にアロエベラの氣が送り込まれてチューブリン微小管が速成されます。氣（またはプラーナ）はこの微小管に宿り、体内を移動しつつ経絡へと発展していきます。氣は経絡内ソマチッドをリンパ球、そして赤血球へと成長させます。このようなとても大事な働きをしているのですが、同化か異化かと問われたら、均衡的新陳代謝促進と言うべきでしょうね。

母になる女性たち、母になった女性たちへ

高沼　ここまで、第4章では「アロエベラの力を最大限に発揮するために必要なこと」について、森下先生とお話してきました。

私は、子どもを産み、育てることがこんなにも困難になっている背景には、さまざ

まな健康食品や健康情報があふれているにもかかわらず、本当の意味での「健康」について知っている女性たちがあまりにも少ないことがあるのではないかとおもっています。健康診断で問題がなければ健康だということではありません。健康とは、その方がより幸せに、より良く生きるために欠かせないものです。皆さんにはそうした自覚を、もっと持っていただきたいですね。

森下　その通りです。私は、日本人の質が低下していることを本当に心配しています。優秀な日本人を産み、育てられるのは女性たちだけです。みなさんだって、自分の子どもが優秀であって欲しいと望んでいるはず。しかし、このままの食生活を続けていれば、親よりも優秀なお子さんが生まれてくるとは考え難い。しかし、それでは困るのです。

高沼　先生の著書には『生まれてからでは遅すぎる』というタイトルのものがありますよね。本当にその通りで、優秀なお子さんを育てたいとおもうのなら、母親や父親となる人たちがその土台作りをしていかなければなりません。それすらせずにお子さんに期待ばかりを押しつけるのでは、お子さんは、さぞかしつらい思いをされるでしよう。

森下　長い間、家族制度の仕組みの中で、親から子へと伝承されてきた「日本人の体質に合った料理」は、家族制度の崩壊とともに失われつつあります。本来「調理」というのは、「自然の理に適うように食物を処理する」という意味だろうとおもうのです。もしそうだとすれば、食物の料理は、自然の原理を学ぶことからはじめなければならないはず。

「子どもはみな、天才である」とお話しました。しかし、子どもというのはある程度宿命づけられた存在でもあり、後天的な生活によって烙印され、思いがけない方向に変異していきやすい存在でもあります。

詳細は省きますが、狼に育てられたアマラとカマラという幼い姉妹が実際にいました。彼女たちは、生後間もない時分から狼の乳を飲み、動物の死骸や腐肉を食べて育てられたために、半分、狼になってしまいました。人間として産み落とされても、育つ環境・条件によってこんなにも人は変わるのだということをおもい知らされる出来事です。

みなさんには、そうした子どもの未来を背負っているということをしっかりと覚えていていただきたいですね。

高沼　本当にそのとおりだとおもいます。森下先生、今回は本当にどうもありがとうございました。

森下　こちらこそ、ありがとうございました。

第5章

アロエキッズ14人の体験談

佐藤幸太郎くん（仮名）（23歳）のお母さん　マキさん（東京都）

私はもともと肉好きで、幸太郎の妊娠中は、毎日市販の唐揚げ弁当などを食べ、夜中にはポテトチップスなどのジャンクフードまで食べてハードに働いていました。無事に出産することはできましたが、幸太郎の肌は湿疹だらけ、他の赤ちゃんのように笑うことがなく、目線が合うこともありませんでした。

そして小学校一年生のとき、小児の発達障害などを専門とする病院で、ついに「脳の発達障害」という診断が下ったのです。幸太郎はこのとき6歳。しかし当時は3〜4歳の知能程度だったそうです。医師は、「一般の中学に入るのは難しいでしょう」と言いました。ショックではありましたが、私はむしろ「これまで幸太郎に何をやらせてもうまくできなかったのは、私のせいでも幸太郎のせいでもなく病気のせいだったのだ」と、どこか安堵したのを覚えています。

転機となったのは、幸太郎の喘息とアトピー性皮膚炎を治すつもりで飲みはじめた、アロエベラジュースとミツバチ花粉、プロポリスでした。飲ませはじめるや、それから5、6年にかけての幸太郎の変化と成長には目を見張るものがありました。アトピーや喘息はすっかり良くなり、次第に目線が合うようになってきたのです。会話も続くようになり、それまでどんなに働きかけてもできなかった学校の宿題が、徐々にできるようになりました。奇跡が起こったのだとおもいました。

そして、私はある決断をしたのです。幸太郎に、あえて私立の中学受験をさせてみようとおもったのです。

実は、幸太郎は通っていた小学校でいじめに遭っていました。そのため同級生の多くが通うことになる地元の公立中学に進学するのを嫌がっていたのです。「発達障害と診断されたのに、息子に無理をさせるべきではないのではないか」という迷いはありました。しかし、日々変化する幸太郎を見ているうちに「もしかすると、合格する可能性がゼロではないのかもしれない」とおもうようになってきたのです。わずかな可能性に賭けてみることにしました。

私は、幸太郎を中学受験の塾に通わせることにしました。最初のうちはほとんど教えられた内容を理解できずにいたので、幸太郎が持ち帰った塾の教材やプリントを、まずは私が自分で勉強して教えることにしました。すると受験の数ヶ月前に、受験校の過去問も一人で解けるようになり、なんと、難関校と言われている駒場東邦中学に合格することができたのです。

この話をすると、「本当に発達障害だったのかしら?」とおもわれる方もおられるかもしれません。ですが、幸太郎は合格した後でさえ、担当医に「間違って受かったのだから、そんな中学に行かせるのは本人が可哀想だ」と言われたのです。それほど診断は確定的なものだったのでしょう。

中学に入ってからは、すでに他の子と比べて劣っていること、変わっていると感じることはほとんどなくなりました。むしろ友達に好かれ、よく遊び、ときにはスポーツを楽しみながらユーモアのある子に育ってくれたとおもいます。

大学受験の前には、自宅の食事メニューを根本から見直し、野菜中心のメニューに切り替えてアロエベラジュースなども多めに飲ませるようにしました。そのおかげかはわかりませんが、ほとんど勉強らしい勉強もせずに、早稲田と筑波大学に合格することができました。今は京都大学の大学院で、将来を見据えて自分の人生を歩み始めています。

ですが、私がお伝えしたいのは、単に子どもの学歴を上げるとかそういうことではないのです。それ以上に、脳の発達障害が改善されると情緒が安定して人とのコミュニケーションがとれるようになり、自分で自分の人生を切り開いていくことができるようになる。その変化にこそ、本当の価値があるのだとおもっています。

私は、アロエベラに出会うことができて本当に幸運でした。幸太郎が歩んできた軌跡をお伝えすることで、皆さんのお役に少しでも立つことができれば幸いです。

水上真衣ちゃん（20歳）のお母さん　典子さん（東京都）

今年21歳になる長女の真衣は、生まれてすぐの頃から右手をグーにして握ったまま、ほとんど動かすことがありませんでした。床にお座りをさせても体が右に傾いていってしまうし、月齢の近い他の赤ちゃんたちに比べて発達に遅れがあるように感じていました。

私は、乳児健診のたびに「どこか異常があるのではないですか?」と医師に訴えていました。しかし医師は、「様子をみましょう」「左利きというのも悪くないですよ」などと繰り返すばかり。1歳になって、やっと脳のCT検査をすることになったのですが、そこに写し出された真衣の左側の脳は、真っ白。すでに脳が壊死した状態であることがわかりました。

診断は、新生児期脳梗塞でした。私のお腹の中に居たとき、もしくは出産のときに、なんらかの影響で左脳の中大脳動脈が脳梗塞を起こしていたそうです。「もう少し早くに検査を勧めてもらっていたらここまでは……」という気持ちがなかったといえば嘘になります。

結局、手術もできず、治療薬もない、リハビリをしていくしかありませんでした。

アロエベラのことを知ったのは、真衣が中学生の頃でした。ママ友から「脳に良い飲み物があるらしい」という話を聞いて、実際に飲まれている方のお話を一緒に伺いに行ったのです。その方は、お子さんの脳の障害が治ったとおっしゃっていました。私も、早速真衣に飲ませてみることにしました。しかし飲ませはじめてから3年ほどが経過しても、効果らしい効果は感じられませんでした。今おもえば、毎日飲ませているつもりでも飲ませていない日などがあったのかもしれません。量も100ccくらいと少なかったですし……。

「もうやめようかな」……そうおもいはじめた頃、たまたま高沼先生のお話を聞く機会がありました。そして、「細胞は生まれ変わる。食べたもので血液はできている」というお話に勇気づけられました。私は「せっかくここまでやってきたのだから、もう一度きちんと実践してみよう」とおもい直し、高沼先生の言うように、アロエベラジュースとともにミツバチ花粉やプロポリスを摂ることにしたのです。すると、それから半年くらいして、「あれ？ そういえば最近、学校から真衣に関する問題で電話がかかってくることが減ったかな」ということに気づいたのです。

当時の真衣は感情が抑えられなくなり、人間関係でよくトラブルを起こしていました。ですが親としては、それが脳に障害があるせいなのか、障害があるから甘やかして育てしまっていたのかの判断がつきませんでした。

真衣は最初の検査のときから左脳の脳波が緩慢で、左右差がひどくててんかん波も見つかっていました。成長とともにてんかん波は消え、徐々にですが脳波の左右差もなくなってきてはいたのですが、アロエベラジュースを飲みはじめて4年くらいすると、さらに顕著な改善傾向がみられるようになりました。そして、その後は感情のコントロールも少しずつできるようになってきたのです。

高校生になると、真衣は障害者の競泳に夢中になり、勉強そっちのけで練習ばかりしていました。それでも「自己推薦で大学に行けばいいや」と簡単に考えていたのですが、受験の数ヵ月前になってその推薦に落ちてしまい、親子で「どうしよう!」ということになりました。なぜなら、当時の真衣は偏差値30。しかも受験まで残り3ヵ月という絶望的な状況だったのです。私は、アロエベラジュースを毎日1ℓ、ミツバチ花粉などもたくさん飲ませることにしました。そして本人のがんばりもあり、昭和女子大学に一般入試で合格することができたのです。これはすごいとおもいました。

今もとりあえず単位は取れて進級もできているし、来週には水泳の日本代表としてソチに行くことになっています。親として、障害のマイナスを実感することはもうありません。

また、真衣の弟は幼稚園の頃からアロエベラジュースを飲んでいるアロエキッズです。そのおかげか、マイナスのことに左右されたり、引き込まれたりということがまったくありません。ジャンクフードなどもあまり食べたがらず、野菜が好きで、真衣とは少し違うような気がしています。

親から見ても、「ちょっとこの子にはごまかしが効かないな」とおもわせる何かがあるような……。

高沼先生とアロエベラジュースには、本当に感謝しています。

神作紀葉さん（13歳）のお母さん　容子さん（東京都）

今年13歳になる娘がいます。合唱団に所属し、とても熱心に取り組んでいるのですが、アロエベラジュースやミツバチ花粉、ポーレンを摂りはじめてからは、ソプラノの中心メンバーとして活躍するようになりました。以前よりも声が出るようになり、みんなを先導するパートリーダーを任されるようにもなりました。

しかし、私が娘にアロエベラジュースなどを飲ませはじめたのには、別の理由がありました。それは、中学受験を見据えてのことでした。アロエベラジュースが脳に働きかけるということを以前から人に聞いていて、試すことにしたのです。

その頃、娘は個別塾などにも通っていたのですが、算数が苦手でまったく授業の内容を理解できていないようでした。しかしアロエベラジュースなどを飲みはじめると、次第に自分の頭で考えられるようになり、先生にも意見が言えるようになりました。結果として受験にも合格することができ、前述のように合唱でも活躍することができています。

アロエベラジュースなどを摂っていると、まずは体力がついてくるのを実感します。そして集中力つき、本番に強くなるのです。親として安心して見ていられる子に変わったとおもいます。

小笠原玄也くん（20歳）のお母さん
徳子さん（岐阜県）

長男の玄也は、小さな頃は独特の「育てにくさ」みたいなものがありました。具体的に言うと、表情が乏しく、偏食があって、人にあまり興味を示さず、じっとしていられない。そして、毎晩のように夜泣きをしていたのです。夜泣きは２歳５ヵ月まで続きました。

ただ、私自身は「育てにくさ」みたいなものはあっても、それは玄也の個性なのだと捉えていました。もともと教育畑で働い

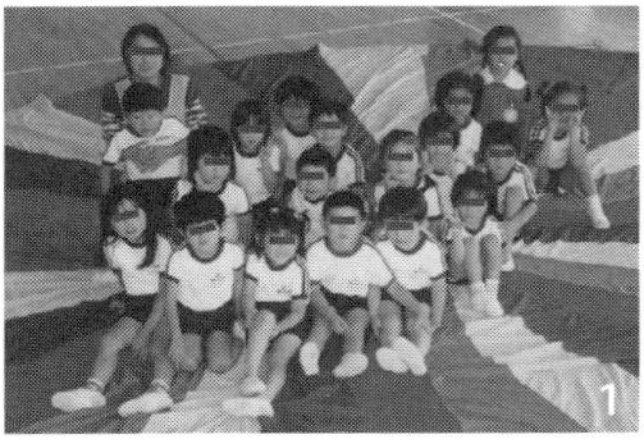

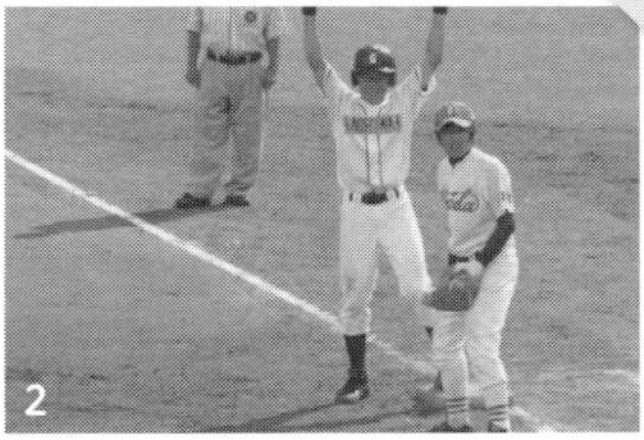

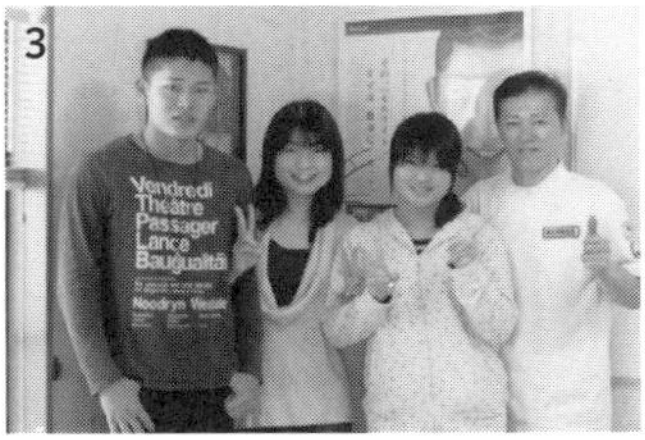

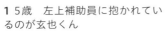

1 5歳　左上補助員に抱かれているのが玄也くん

2 中学3年生　野球部の試合にて

3 高校1年生　がっちりとした男らしい体つきになりました

ていたこともあり、子どもにはいろんな個性の子がいて、それは自然なことだとおもっていたのです。

しかし、玄也が2歳2ヵ月のときに受けた乳幼児健診で、保健師さんに「要相談」と言われてしまいました。言語訓練を行うベテランの先生の指導を受けることになり、そこで初めて「自閉症かも」と告げられたのです。

突然のことに、私は頭が真っ白になりました。しかし先生はそんなことはおかまいなし。「数が5つまでしか数えられないなら5階建ての建物のエレベーターボーイになればいいよ。ピカソのように芸術で身を立てるとかね」と、おっしゃいました。

もちろん、エレベーターボーイも芸術家も誰にでもなれるものではないすばらしい職業です。しかし、子どもの可能性をその場で決めつけてしまうというのは違うのではないかと思いました。落ち込んで自宅に戻り、実家の両親や兄弟たちに電話でそのことを告げると、みんなは「どこか他の子とは違うのではないかとおもっていた」と言いました。むしろ、私がよく「子ども同士を比べて育てるのはやめようね」と言っていたのは、玄也の発達が遅れているからだとおもっていたそうです。これにも驚きました。

私はその日を境に、息子の可能性をいかにして伸ばすかに全精力を傾けることを決めました。

そしてすばらしい指導者と出会うことができ、「言語の発達には、同世代の子どもの中で生活するのが良い」と聞いて、保育園に入園させることにしました。

しかし、玄也は保育園でも長く座っていることができず、教室から飛び出してしまったりするのです。「これでは安全な保育ができない」という判断から、園長先生に「療育手帳をもらっていただければ、補助員を一人つけることができます」とアドバイスをいただきました。

児童相談所に知能検査を受けに行くと、判定は「療育手帳を給付するには値しない。しかし学習障害の要素がある」というものでした。実は、以前にも玄也は、「自閉症ではないけれども自閉的傾向はありますね」と診断されたことがあり、いうなれば障害においては「グレーゾーン」だったようです。しかし、親としては複雑な気持ちですよね。

結局、玄也1人に対して1名の補助員は無理でしたが、クラス全体の補助員として1名増員していただくことができ、無事に保育園に通い続けることができました。

小学校にはなんとか補助教員なしで入学することができたものの、授業参観では、飽きてくると勝手に席を立って先生の後ろで机間巡視をはじめてしまいます（笑）。親としては針のむしろ状態ですよね。集中力も続かず、学習能力や運動能力が低く、特に友達との仲間意識のようなものはほとんど見受けられませんでした。長い会話も成立しません。

しかし、そんなときに転機が訪れました。玄也が小学5年生のとき、アロエベラジュースやミツバチ花粉、プロポリスなどに出会ったのです。最初は、夫のダイエットが目的でした。また、玄也の妹が重度のアトピー性皮膚炎だったので、その治療のために飲ませはじめたのです。妹のアトピー性皮膚炎がすっかり改善したのを見て、私は「これならば玄也にも良いに違いない」とおもうようになりました。

プロテインも併せてアロエベラをはじめとするセットを玄也に飲ませていると、しばらくして体つきがみるみる男らしくなってきました。体調を崩すことがほとんどなくなり、友達関係も徐々に構築できるようになってきたのです。中でも目覚ましい成長を見せたのが、身体能力です。玄也は生まれて初めて6年生の運動会でリレーの選手のアンカーに選ばれ、いつも憧れていた同級生をゴール直前で追い抜き、大逆転勝利を収めたのです。この体験は、それまで「自分はできなくて当たり前」だと思い込んでいた玄也の心に、大きな変化を与えました。

中学校に入ると、学習能力は決して高いとは言えませんでしたが、「自分は人よりも何倍も勉強しなければ同じことを習得するのは難しい」と理解し、1日に何時間も机に向かって勉強するようになりました。そして猛勉強の末、地元の進学校に入学することができたのです。

高校では授業についていくのがやっとという状態でしたが、多いときには1日8時間も勉強し、コツコツと努力を積み上げていきました。穏やかで実直な性格のため、先生からの信頼も厚かったようです。また、陸上部ではやり投げやリレーで県大会に出場することも。

その後は「スポーツを専門に学びたい」と、リゾート&スポーツ専門学校に入学し、アメリカまで海外研修に行きました。今は「治療家として誰かの役に立ちたい」という思いを強く持つようになり、来春から「近畿医療専門学校」に進学することにして、さらに邁進するべくがんばっています。

これまで私たち親子を支えてくださった多くの皆様、そしてアロエベラに心から感謝しています。

坂田麻衣さん（22歳）、優衣さん（19歳）、琉衣さん（11歳）のお母さん　喜子さん（大阪府）

アロエベラジュースを飲みはじめて22年目になります。長女の麻衣は、高校、短大と希望通りの進路に進み、現在は保育士をしています。

次女の優衣は、私がアロエベラジュースを飲んで出産したアロエベビーです。2歳頃にはアロエベビーらしい記憶力の良さで、保育園で絵本を読んでいると一度しか読んだことがない絵本でも、「内容を記憶して先に言ってしまう」と、保育士さんに言われました。今は18歳になりましたが、直観力に優れ、野菜中心の食事を好み、魚が大好きという今どきには珍しい女の子です。こうした傾向は、三女にも共通しています。

三女の琉衣には、生後2週間目からアロエベラジュースを茶こしで濾して与えていました。当時は22時に寝ると朝7時までは絶対に起きない赤ちゃんで、生後2ヵ月でよく周囲の人に笑いかけ、私が友達と長話しをしていてもぐずったりせずに、眠っているか、起きていてもニコニコと笑っているような子でした。

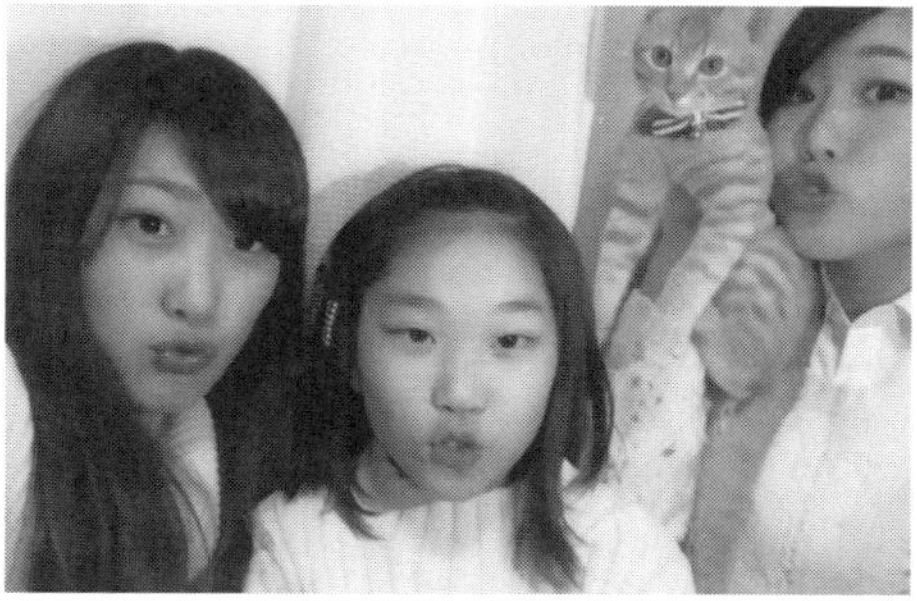

左　麻衣さん、中央　琉衣さん、右　優衣さん
猫のあんくん

小学一年生になると、76人の同学年の中でただ一人、自己紹介文をすべて暗記して紙を見ずに発表していました。今は11歳になりましたが、やはり記憶力に優れ、しっかりとした芯のある面白い子に育ってくれています。

3人とも、とにかく肌がツルツル。今後のこの子達の成長も楽しみです。

今野琳生《りお》くん（17歳）のおばあちゃん　菅野良子《ななこ》さん（宮城県）

娘の裕子は幼い頃から体が弱く、学校へ通うこともままならない子でした。私は、そんな娘が少しでも元気になってくれればとおもい、中学3年生になると、アロエベラジュースとミツバチ花粉、プロポリスを飲ませることにしました。

その甲斐あって娘はすっかり元気になり、7年後、孫の琳生《りお》を出産することができました。

アロエベビーである琳生には赤ちゃんの頃からアロエベラジュースを与えていまし

たが、最初の1口こそ不味そうに顔を歪めたものの、その後はすぐに違和感なく飲めるようになりました。

そんな生粋のアロエベビー&キッズである琳生の成長は、目を見張るものがありました。

生まれたときから目が見えていて首も座っている赤ちゃんで、少し成長してからも胎内記憶があったり、風と話したりといったアロエベビーらしい特長をすべて持ち合わせていました。

私はこれまで、そうした琳生の成長を一つ屋根の下で一緒に暮らして見てきましたが、17歳になった現在まで、目立ったトラ

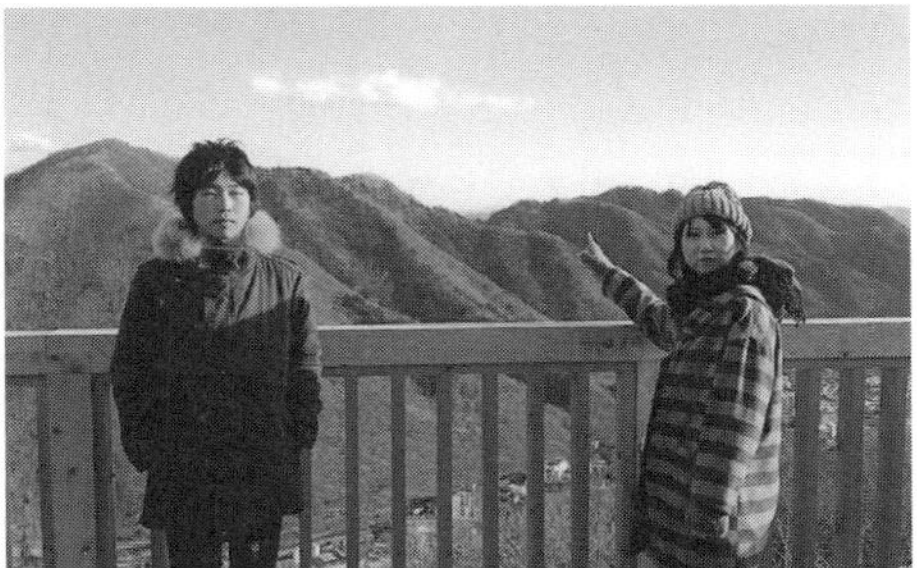

左　琳生くん、右　琳生くんのお母さん

ブルもなく健やかに成長しているようにおもいます。

小学校一年生になると、琳生の母親（娘）が担任の先生から「一体どのような子育てをされてきたのですか？　何をさせてもすぐできてしまいます。泳がせればすぐに泳げるし、勉強もすぐに覚えてしまいます。何か特別な教育をされているのでは？」と言われたそうです。当時はすでにアロエベラジュースとともにミツバチ花粉、プロポリスなども飲ませていましたが、それ以外には何一つ特別なことはしていません。

また、琳生は小学校3年生になるとサッカーをはじめました。上達が早く、地区の代表選手として活躍していました。サッカー関係者からは「才能があるので専門の道に進めてみてはどうですか？」というお誘いを受けましたが、本人は一般の中学に入ることを自分で決断しました。琳生は、自分の人生をいつも自分で決めてきたのです。そして中学ではサッカー部に入部し大いに活躍し、チームをまとめる部長まで務めました。

しかし、高校受験が迫ってもあまりにサッカーばかりに明け暮れている様子には、さすがに私たちも「勉強は大丈夫？」と心配になってしまいました。ですが、それも取り越し苦労でした。琳生は、簡単には入れないような高校に難なく合格したのです。

しかも、現在はその学校でトップになることもあるほど優秀で、サッカーも楽しむ文武両道の達人です。

今でも一日も欠かすことなくアロエベラジュース、ミツバチ花粉、プロポリスを飲み、両親との関係も良好です。

娘夫婦は琳生のことを心から信頼していて、「あの子が選択する道はいつも正しい。だからこれからも琳生を信じ、見守っていく」と言っています。

穏やかでフレンドリーな親子の姿を毎日眺められる私は、とても幸せ者です。改めてアロエベラに感謝したいとおもいます。

丸崎誠也くん（15歳）、華梨《かりん》ちゃん（12歳）のお母さん　みゆきさん（埼玉県）

我が家のアロエキッズたちは、生まれてから今に至るまで大きな病気もせずとても元気に育っています。

特に息子の誠也は、小学校5年生までは冬でもランニングシャツ、短パン、ビーチサンダルで過ごしていました（笑）。サッカーをしていますが、骨折かと思えるような接触事故に遭っても毎回無傷で、骨も筋肉もしっかりとしていてとても丈夫です。

娘は成績が良く、想像力が豊かな遊びの天才です。人生を楽しむことをテーマに生まれてきたような子です。

アロエベラジュースを飲んで育った二人は、共に運動、美術などでいつも賞をもらってきます。学校では生活面、クラブチームなどでも先生や友達からの信頼が厚く、クラスはもとより学年のリーダーとして頼

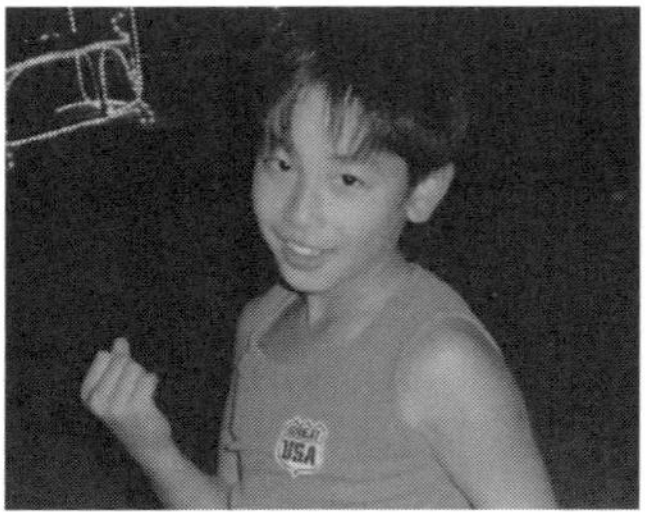

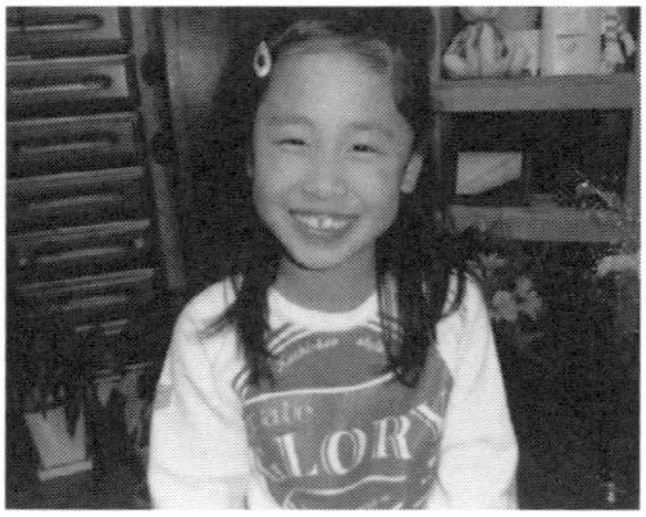

左　誠也くん、右　華梨ちゃん

られているようです。

私は、親が子供にすべきことで一番大切なことは、「惜しみない愛を注ぐこと」そして「健康な体を作ってあげること」だとおもっています。そのためにもアロエベラジュースなどは一日も欠かさず飲んでいます。

食事はできる限り手作りにし、無添加にこだわっています。二人とも外食よりも自宅のご飯が好きで、あまりジャンクフードなどを食べたがりません。栄養が満たされて情緒が安定しているためか、我が家は早くから母子家庭になったものの、子育てで悩んだことは一度もありません。それどころか、子どもたちは二人とも感性が豊かで、愛情深く、飛び抜けて強い心を持っているようにおもいます。

私にはもったいないほどの素晴らしい子どもたちです。子どもたちと過ごせる日々に、心から感謝しています。

田仲つむぎちゃん（3歳）のお母さん　恵美子さん（東京都）（仮名）

我が家の娘は、最近、アロエベラジュースを飲みはじめたばかりです。

特に体に悪いところがあるというわけではないのですが、アロエベラが脳に良く、健康で情緒の安定した子に育つと聞いたので飲ませることにしました。

飲ませてみて驚いたのは、いつもは酢のものや酸っぱい果物などを嫌がる娘が、独特の酸味があるアロエベラジュースをまったく嫌がらずに飲んだことです。それからは、自分から「ちょうだい！」とせがんでくるようになりました。

私も一緒に飲んでいますが、以前は、頭の中が膜を張ったようにぼーっとする日があったのですが、最近はそういうことが減ったような気がしています。また、ついお酒を飲み過ぎてしまった日の翌朝にアロエベラジュースを飲むと、気怠さが緩和されます。

アロエの軟膏などが市販されていますが、あの中身というのはわずか3％ほどのアロエしか入っていないのだとか。それを贅沢に体の中から取り入れているというだけで、体に良いにちがいない！　とおもっています。

阿部響太郎《けいたろう》くん（12歳）、和歌菜《わかな》ちゃん（9歳）、結声《ゆうせい》くん（7歳）のおばあちゃん　美奈子さん、お母さん　咲和子さん（埼玉県）

3572gのアロエベビーとして誕生した響太郎も、今では6年生になりました。小学校3年生の和歌菜、1年生の結声のお

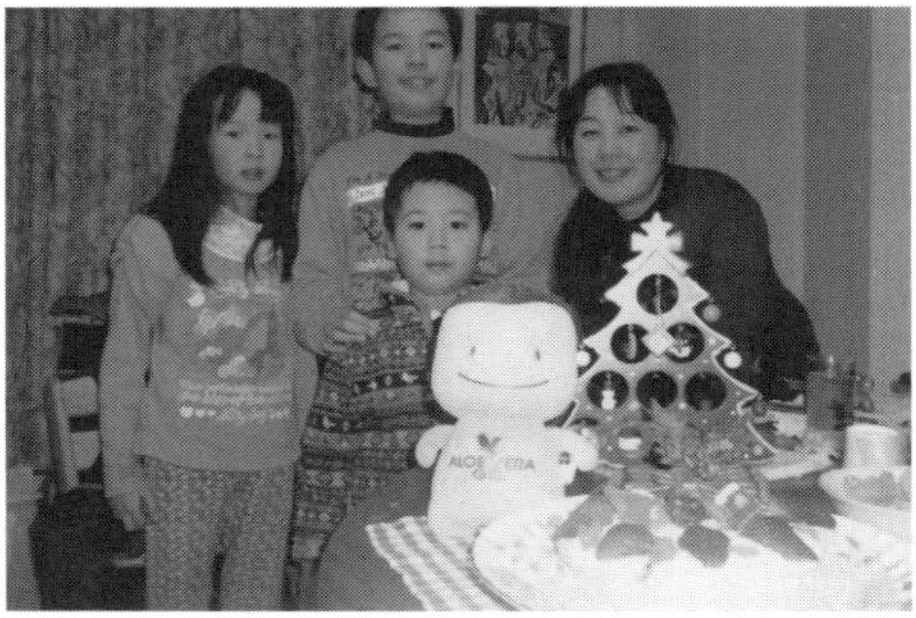

左　和歌菜ちゃん　中央　結声くん　中央後ろ　響太郎くん
右　お母さん

兄ちゃんです。

響太郎はひょうきん者でムードメーカー。2歳からはじめたエレクトーンではコンクールで受賞し続けており、曲にアレンジなどを加えることもできるようになりました。塾などに行かなくてもテストはほとんど100点。授業を聞いているだけで内容はすべて頭に入ってしまうそうです。絵画も得意で、「郷土を描く展」では特選を二度もいただきました。

妹の和歌菜も絵画が得意で、「川越百景」を描くコンクールでは学校の代表に選ばれました。弟を思いやるやさしいお姉ちゃんです。

末っ子の結声は、電車や新幹線が大好きな男の子です。身体能力が高く、3歳で補助輪なしの自転車に乗れるようになりました。

3人とも今でもアロエベラジュースなどを愛用していて、そのおかげで風邪やインフルエンザなどにも罹らず、いつも元気いっぱいです！

井上舞ちゃん（16歳）、芽愛ちゃん（12歳）、森谷那々佳ちゃん（18歳）のおばあちゃん　森谷キクヨさん（山形県）

私の孫は、母親のお腹の中にいるときからアロエベラジュースを飲んで育ちました。

母親によると、舞は2歳5ヵ月の頃から記憶力が良く、言葉の覚えも早く、あいさつや会話もきちんとできていたそうです。

電話でも、相手の言っていることがわからなければ「わからない」とはっきりと伝えて、よく考えて話していたと言います。現在は

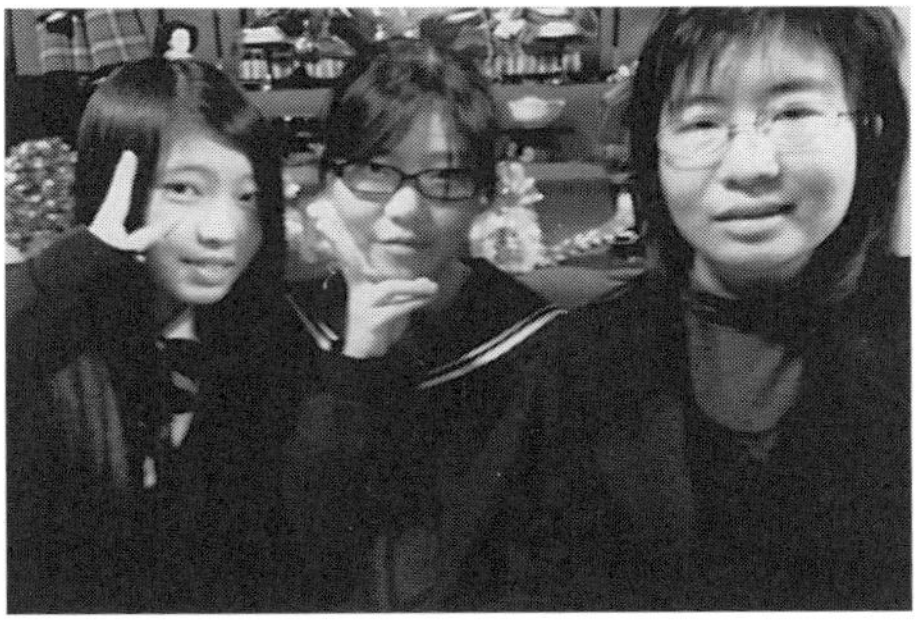

左　井上舞ちゃん　中央　井上芽愛ちゃん　右　森谷那々佳ちゃん

高校一年生になり、妹（芽愛ちゃん）思いのやさしい女の子に育っています。これまで風邪一つ引かず元気いっぱいで、好き嫌いもせずに成長しました。友達も多く、周囲から頼りにされているようです。今はダンスに夢中で、楽しい学校生活を送っています。

また一緒に暮らしている那々佳は、幼い頃から感受性が豊かで、とにかくやさしい子でした。今でもそのやさしさは健在で、朝と晩にミツバチ花粉とプロポリスを食べ、病気知らずで元気いっぱいに通学しています。

決めたことを最後までやり抜く頑張り屋さんです。

中山結愛《ゆあ》ちゃん（14歳）、巧翔《たくと》くん（12歳）のお母さん　佳代子さん（静岡県）

私自身、子どもの頃からアロエベラジュースなどを愛用してきたアロエキッズです。

そして二人の子どもたちは、生まれる前から母体を通じてアロエベラジュースを飲んで大きくなりました。そのため、生まれたときからお肌はツルツル、丸々とした健康的な赤ちゃんでした。そんなアロエベビーたちも、中学2年生と小学校6年生のアロエキッズになりました。この10年間の成長は、本当に驚きの連続でした。

まず、赤ちゃんの頃からほとんど病気をすることがありませんでした。たまに風邪を引くことがあっても、周囲から驚かれるほど治りが早かったです。また、自己管理能力が高く、早寝早起き、片付け上手、翌日に学校に持っていく物や着替えは前日にすべて準備を整えて寝るため、ほとんど忘れ物をしたことがありません。夏休み中も、勉強をする時間、ゲームの時間、おやつの時間などのスケジュールをきちんと自分で立て、その通りに過ごしています。親としては本当に育てやすい子どもで、学校の担任の先生からも「どのように育てたのですか?」と訊かれたほどです。

兄弟の仲もすごく良く、お互いを思いやり、認め合って良い影響を与え合いながら心身共に大きく成長してくれています。また、二人とも将来の夢や目標を持ち、その実現に向けて素直に純粋に努力しています。

二人の特長はそれぞれで、息子は興味を持った事柄への集中力、情報収集力、理解力に優れていますし、娘は〝第六感〟のようなものがよく働くようです。実は、弟ができたことを一番に教えてくれたのは娘で、5、6歳頃のお彼岸では、前年に亡くなった祖母が見えたのか「今日もばあば来てるね」と言っていました。また、お盆になると私たち以外の人が誰もいなくても、「今日は、すごく人がいっぱいいるね。お祭りかなあ?」と言ったりします。

これからの成長が、楽しみで仕方がありません。

ハリソン・海舟くん(6歳)のおばあちゃん　浅野恵美子さん(カリフォルニア)

私の娘は、アロエベラジュースなどを10年間以上飲み続けて、孫の海舟を出産しました。

そんな2世代目アロエキッズである海舟の不思議なエピソードは、ここには書ききれないほどたくさんあります。

まだ言葉を話せない海舟の子守りを頼まれたときのことです。主人が海舟を寝かしつけようと、日本の昔話を聞かせていました。そして海舟が自宅に戻ってしばらくすると、娘から電話がありました。すると海舟が突然「むかしむかしあるところに……」と、急に日本語で話しはじめたというのです。娘は一度もそんな話を聞かせたことがなかったと言いますから、たった一度だけ聞いた日本語の昔話を記憶してしまったようです。こうした記憶力の良さには、その後も何度も驚かされました。

5歳のクリスマスのときには、娘はかなり長めの英語の絵本を読んであげていました。すると数日後、海舟が同じようにページをめくりながら、あたかも字が読めてい

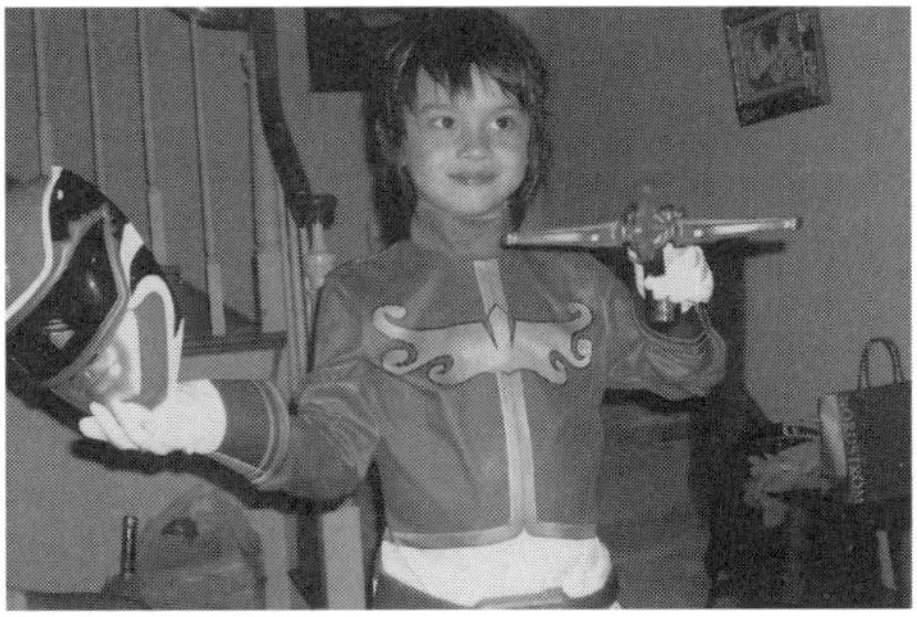

海舟くん

るかのように一字一句飛ばすことなくその本を読み上げました。きっと、記憶力だけでなく集中力にも優れているのでしょうね。

また、海舟は体操教室にも通っているのですが、最初はみんなの輪の中から外れてじーっと先生のお手本を見ていています。しかし、いざやってみると2回目くらいでそれらをマスターして、難なくこなしてしまうのです。平均台や跳び箱、輪くぐり、マット、そしてポーズまでしっかりとです。その様子が小さなオリンピック選手のように見えて面白いですね。

そして、私たちが最もびっくりしたのが、2歳11ヵ月で自転車に乗ってしまったことです。もちろん補助輪はついていません。知人からいただいた子ども用自転車を持って公園に行き、まずはバランスを取りながら足で蹴って前に進んでいました。そしてパッとペダルに足をかけたので、パパが「回せ！」と叫びました。すると、ペダルを漕ぎ出しそのまま自転車に乗れるようになったのです。

元気いっぱいで誰とでもすぐ仲良くなるアロエキッズです。本当に素晴らしいですね！

これからもたくさんのアロエベビー、アロエキッズが誕生してくださることを期待しています。

浜口桂帆ちゃん（15歳）のおばあちゃん　宏子さん（千葉県）

孫の桂帆は、生後3日目からアロエベラジュースを口に含むようになり、15年と7ヵ月、1日も欠かさずアロエベラジュースを飲み続けていています。そのおかげで体は健康そのものです。

2歳の頃から人の話をよく理解し、育てやすい子だったようです。中学では中高一貫校に入学し、小学校から続けていたバスケ部に所属しています。持ち前の集中力、体力、精神力の強さを活かし、すでに高校の勉強にも取り組んでいるようです。部活と勉強を両立できているのは、健康だからこそですね。

15年間、予防注射以外では医者に行くこともなく学校では皆勤賞です。食べ物の好き嫌いもなく、特に野菜や果物は大好き。好んで和食を食べています。

コミュニケーション能力にも長けており、性格は素直で穏やか。読書が大好きな女の子です。

これからも健康で、世の中に役立つ女性に育って欲しいと願っております。

川村れいこちゃん（19歳）のお父さん　隆一さん（神奈川県）

アロエベビーであるれいこの不思議なエピソードはたくさんあります。

れいこが8歳のとき、横浜で開催されるあるアニメイベントへ2人で出かけることになりました。当日の朝、れいこが起きてくると「友達と3人で今日のイベントに行く夢を見たの」と言うのです。すると、5分もしないうちにその友達から電話が掛かってきました。そして、れいこの夢の通り3人でイベントへ行くことになったのです。

こうした不思議な現象は19歳になった今でもよくあるそうで、「夢で見たのか、現実なのかたまにわからなくなる」と言っています。

アロエベラのおかげばかりではないでしょうが、明るくプラス思考で友達も多く、すくすくと成長してくれたとおもいます。私はそのことに、いつも感謝しています。

あとがき

今年（２０１５）６月、高沼先生からアロエベラに関しての長年に亘れる豊富なデータを見せられ詳細な説明をお聞かせ頂いて、改めてアロエベラに対する認識を変えねばならぬ――と思った。

今「改めて」の言葉を使ったのは、その昔、韓国の友人である金正文氏から「アロエベラは凄い」と何度も聞かされていたからである。

金正文氏は、自らソウル市南方1～2時間の山村に拡がる広大な土地にアロエベラを栽培していて、その製品の一部を日本の雑誌社「S」の自然食品販売部門にも卸している――という話だった。でも私の食指は余り動かなかった。

１９７０年当時、私は「森下健康食品」の一つ「緑蔘茶」をソウル郊外の小工場で製造していて、月産5千個の同製品を造られた分だけ全部買い取っては日本に送り、国内の数百軒の自然食品店に流通させていた。その為、月に数日間の韓国出張が月間予定となっていたのである。

韓国での私は「10年以上前（1955年）に首途《かど》した日本自然食運動の総帥・森下」として受け入れられていたので、「緑蔘茶・5～6千本」の買取り式製造も、すこぶる当然の話として受け取られていたようだった。

或る日の夕刻、製造工場の韓国人P社長が「少し時間を割愛して頂けませんか」と言う。案内されたのが「韓国自然食協会準備委員会（仮称《かしょう》）」だった。先輩格日本・自然食運動のトップ指導者から直接話を聴き、新たな自分達の出発に役立てようと、20～30名の紳士淑女が参集されていた。

その頃、韓国では既に拙著10冊ばかりが韓国語・海賊版として出回っていて、その愛読者も少なくはなかった。名刺交換時の挨拶でわかったのだが、参集された略全員、この海賊版愛読者であった。

その時の講演概要は次の通り。

敗戦後の医学生時代、米国占領軍高官・サムス准将の講演を聴いたことがある。氏はこう述べた。「米国と日本の戦争は、食生活の戦争でもあった。敗者の諸君が薄い米粥と味噌汁を啜り、菜っ葉の煮付けや漬物を食べていた時、我々はパンにバターをたっぷり付け、5個以上の目玉焼きを重ねて熱いコーヒー牛乳を飲んでいたのだ。そして別皿には、更に血の滴たる部厚いステーキが待っていた……。この両者を比較すれば、どちらが勝者で、また敗者なのか、一目瞭然だろう。今まさに、敗者の君達に勝者の私が講話しているのである」と。だがこんな頓珍漢な話はない。それは風土がフード（食物）である事すら知らないど阿呆者の妄言に過ぎない――と、腹立たしく思った。

この馬鹿げた講話がしばらくの間氣になっていた。1950年医学校卒業とともに血液生理学教室に入室した私は、私の生涯研究課題「食物と血液と癌」の手始めの研究として、日本の伝統食「玄米・野菜・魚介食」と「パン・牛乳・肉食」の比較実験を始めた。この両者の発癌性や消癌性はどちらが強いかに焦点を合わせて研究を進めたのである。

答えは明白。癌に罹らないのも、癌を消す働きが強いのも、日本型食生活である事が動物及び人体実験で明確に証明された次第だ。

約1時間、話を進めた時、司会者が「〝小休止〟にしませんか」と言った。その時「質問があります」と手を挙げた参加者が居た。

「数年前、森下先生は日本の国会（1966年3月21日及68年4月7日、衆議院科学技術振興対策特別委員会・「対癌問題」）の学術参考人として召喚されました。その時、先生は〝癌細胞の分裂増殖はない〟〝癌対策の要締は食生活、特に玄米菜食（肉食禁止）への切換えである〟とのアンチテーゼを唱えられましたね。それは韓国有識者間でも有名な話です。それで、その後の日本の反応に関心が持たれている処ですが、どう変わりましたか?」との主旨だった。

後に判明するのだが、この質問者こそ韓国アロエベラの開拓者・金正文氏だった。以降、韓国訪問時には、氏と必ず会食することになる。

日本の自然食運動は、1954年米国議会を通過した「PL480法案」に対する対抗策としてスタートした。何故なら当法案の目指す処は「米國余剰穀物処理の為の日本人肉食人種化計画」と判断されたからである。従って「パン・乳・肉食」より「米・菜・魚介食」が優れていることを訴え、「パンより米飯」「白米より玄米」「野菜には塩分（食塩・味噌）が必須」「肉類より魚介類」の摂取等を強調した。

韓国自然食運動は、日本自然食運動を雛形《モデル》にしながら、取捨選択し前進した。私は日本自然食運動の指導者として韓国のメディア即ち新聞・ＴＶに登場し、主食特に玄米飯と塩分の重要性を強調してきた。今でも、韓国の一部に玄米食が定着しているのは、玄米食・友人のソウル大Ｒ教授と共にＫＢＳの教養番組にしばしば登場させて頂いたことも少しは絡んでいるのだろう。

話を変えよう。動物は三次元的存在であるのに対して、植物は四次元的存在で、動物も人間も植物の広大無辺的な恩恵のもとで生きることが許されてきた存在である――ということを忘れてはならない。

植物が人間より偉いのは、植物が四次元・五次元的宇宙Ｅ《エネルギー》を活用して、たとえば大氣中の二酸化炭素（CO_2）と土壌中の水（H_2O）を分解した上、炭水化物［（CHO）n］を再合成するという、いわば「光合成」と呼ばれる魔術的な作業を営んでくれていて、この植物の働きのお陰によって多くの陸棲動物は生かされている、という次第である。動物の寿命が100年単位であるのに対して、植物特に一部の樹木の寿命が1000年単位であることも、彼等の生命力が動物より数段強大であることを示している。

さて本書・主題の「アロエベラ」という植物は不思議な生き物である。動物にとっても植物にとっても極めて悪い生活条件の炎熱の砂漠に自生する。この立地条件での自生及び生存の為には、現代科学常識外の革新的智恵が必要となろう。

植物の特技は氣やプラーナの摂取——であろう。摂取された氣は、まず微小管内に滞留する。微小管とは鞭毛・絨毛等の主軸となり、腸絨毛もこの微小管の集合体みたいな物。これはチューブリン（球状蛋白体）が螺旋状そして管状に積み上げられて形成されるチューヴ状構造物で、組織細胞の弾力性はこれによって生まれる。平面的に整列した6~7本の微小管の両端の管壁が接合すれば、ちょうど毛細血管程度の太さの管になる。この微小管が成長・拡大した脈管こそ「経路管」なのであろう——と想定されるが、ここではこれ以上深入りはしない。

外界の氣が体内に滞留するための微小管、微小管によって形成される経絡管、この経路管内に生息するソマチッド（生命最小単位）などによってアロエベラの植物体は構成され成長していっているに違いない。

もう一つ考えておかねばならぬことがある。それはルイ・ケルブラン博士の「生体内元素転換理論」だ。たとえば密閉された硝子容器内にマウス一匹と塩だけを置いておいた場合、甚だ興味深い現象が認められる。容器内空氣中の窒素が減り、同時に酸素が増大するのだ。この現象はケルブラン理論で解明される。

$$2N^{28} \rightarrow C^{12} + O_2^{16}$$

（窒素）　（炭素）　（酸素）

炭素はマウスの体内にて各種の有機物を生合成してゆく為の必需品である。また余分な酸素は不必要なので体外に排出される――という次第なのである。

このように「氣（プラーナ）」「微小管」「ソマチッド」「経絡管」「ケルブラン理論」

というような現代医学・物理的領域に新しい概念が導入されないと、アロエベラの存在やその作用などの本質は容易に理解できないだろう——ということを、最後に申し添えておきたい。

森下敬一

お茶の水クリニック院長
国際自然医学会会長
グルジア・トビリシ国立医科大学・名誉教授
韓国・朝鮮大学校・大学院教授
旧ソ連グルジア・アブハジア・アルメニア各長寿学会名誉会員
中国・瀋陽《しんよう》薬科大学・客員教授
中国吉林省氣功保健研究所・客員教授（名誉所長）
中国保健食品協会・抗衰老学会名誉理事
中国黒龍江省非薬物治療研究中心・名誉所長
中国廣西巴馬長寿研究所・名誉所長

1950年　東京医科大学卒業。生理学教室に入室し、血液生理学を専攻。
1957年　東京歯科大学生理学助教授。
1966－68年　衆議院科学技術振興対策特別委員会で「がん問題」につき学術参考人として証言。
1975－現在　60回以上にわたり世界の長郷を実地調査する。

高沼道子

1947年生まれ。10代でアトピー性皮膚炎を発症し、その後も拒食症、過食症、糖尿病、乳がんに罹り、術後も治療で服用した薬の副作用などに苦しむ。体に良いと言われるあらゆる療法を試すうちにアロエベラジュースに出会い、そのパワーを実感。徐々に体調や体力を回復させ、ありとあらゆる食事療法、代替療法を試す。その後、米国で流行していた代替療法を実践するゲルソン病院に入院し食事療法を体験。以後、毎年のように欧米の代替医療機関や著名なドクターを訪ねて、代替療法の実践的研究を深めている。現在は、アロエベラを飲用するアロエベビーやアロエキッズのデータを集め、各地で勉強会やセミナーを開き、若い母親を中心に「食養」の大切さを説いている。

参考文献・資料

『AloeのAはAngelのA』高沼道子著（四海書房）
『アロエベラのすべて－アメリカから来たもう一つのアロエ』主婦の友社編（主婦の友社）
『牛乳を飲むとガンになる！？』森下敬一著（ペガサス）
『自然食で健康に強くなる本』森下敬一著（海南書房）
『自然食による育児教室』森下敬一著（自然の友社）
『症状別こんなときに使う　家族の健康を守るアロエベラ』八木晟著（現代書林）
『浄血健康法－正しい食事で病気が治る』森下敬一著（時事通信社）
『新版たべもの健康法』森下敬一著（時事通信社）
『末梢血液・夾雑物の解析－特に「経絡造血現象」に就いて』森下敬一著（美土里書房）
『葉緑素と生命　太陽を盗むワナの秘密』森下敬一著（生命科学協会）

なぜ、アロエベラで育った子どもは奇蹟を起こすのか？

2015年12月18日　第1刷発行
2016年1月5日　第2刷発行
2016年2月15日　第3刷発行
2024年12月1日　第4刷発行

著者　高沼道子　森下敬一

編集・イラスト　武末明子
デザイン　後藤祥子
写真　鈴木孝正
校正　山本順子

発行人　吉良さおり
発行所　キラジェンヌ株式会社
〒151-0073　東京都渋谷区笹塚3-19-2　青田ビル2F
TEL:03-5371-0041　FAX:03-5371-0051

印刷・製本　モリモト印刷株式会社

Printed in Japan
ISBN 978-4-906913-51-0